ETUDE

SUR LE

CLIMAT DE CANNES

PAR

Le Docteur Joseph CAZALIS,

Ancien interne lauréat des Hôpitaux de Paris,
Inspecteur-adjoint des Eaux du Mont-Dore,
Médecin à Cannes.

PARIS
A. PARENT, IMPRIMEUR DE LA FACULTÉ DE MÉDECINE
31, RUE MONSIEUR-LE-PRINCE, 31

1880

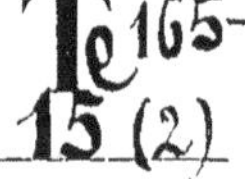

ETUDE

SUR LE

CLIMAT DE CANNES

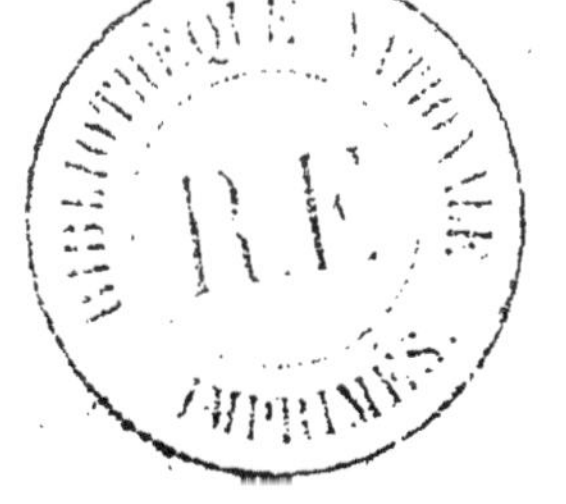

PAR

Le Docteur Joseph CAZALIS,

Ancien interne lauréat des Hôpitaux de Paris,
Inspecteur-adjoint des Eaux du Mont-Dore,
Médecin à Cannes.

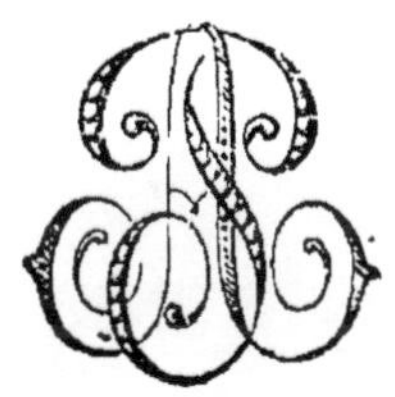

PARIS
A. PARENT, IMPRIMEUR DE LA FACULTÉ DE MÉDECINE
31, RUE MONSIEUR-LE-PRINCE, 31

—

1880

ÉTUDE

SUR LE

CLIMAT DE CANNES

AVANT-PROPOS.

Plusieurs médecins m'ont demandé un ouvrage dans lequel je décrirais le climat de Cannes, j'indiquerais en quoi il diffère de celui des autres stations hivernales, et quels sont les malades qui peuvent espérer retirer quelque profit d'un séjour d'hiver dans ce beau pays. Il existe maintenant, en effet, tant de localités qui cherchent à attirer chez elles les valétudinaires de toute espèce, qu'il règne une certaine hésitation dans l'esprit des médecins qui n'ont pas vu ces stations par eux-mêmes, lorsqu'ils ont à choisir le pays où ils enverront un malade passer l'hiver. Il n'est pas une de ces résidences qui n'ait ses admirateurs comme ses détracteurs; et, en réalité, il n'en est pas une qui n'ait ses qualités et ses défauts. Si les unes, comme le Funchal et le Caire, jouissent d'un climat égal, d'une chaleur forte sans être excessive, au moins pendant l'hiver, d'un ciel merveilleux, la sécheresse continuelle que le voisinage du désert entretient dans la seconde de ces villes, l'humidité persistante dont l'Océan enveloppe la première, ne conviennent pas à tous les organismes. Si les autres, comme nos stations provençales, offrent quelques nuits de gelée, certaines périodes pluvieuses, en revanche leur température modérée, également éloignée des rigueurs qui sévissent à Londres, Paris, Lyon, et des coups de soleil de l'Égypte et de l'Algérie, leur peu d'éloignement, le confortable des installations qu'elles offrent aux étrangers, compensent largement les inconvénients qu'elles peuvent présenter.

Il n'existe pas de climat parfait, surtout en hiver; on ne trouvera nulle part une localité qui soit à l'abri du froid, de la pluie, du vent et de la trop forte chaleur; et, d'ailleurs, si une station pareille existait, elle ne serait pas bonne pour la plupart des malades qui s'y amolliraient, y perdraient leurs forces, et succomberaient sous l'affadissement d'un climat d'une douceur trop monotone. Madère possède une température modérée et agréable, une atmosphère calme, une humidité considérable, mais perceptible seulement aux instruments météorologiques; sous l'influence de la réunion de pareilles qualités heureuses, les malades éréthiques voient leur fièvre, leur état nerveux disparaître; mais la plus grande partie tombe bientôt dans la torpeur, l'affadissement, et perde la force de réaction contre la maladie. Pour la majorité des malades, il faut un climat de température modérée, sans grands écarts, tonique sans être excitant. Je ne crains pas de le dire, un pareil climat n'existe réellement nulle part, mais certaines localités s'en rapprochent assez pour pouvoir être considérées comme de très sérieux adjuvants dans le traitement d'un grand nombre de maladies chroniques, comme dans la convalescence de certaines maladies aiguës.

On ne peut considérer le climat de la Provence comme spécifique d'une maladie quelconque; mais l'expérience prouve que certains malades se trouvent mieux de ce climat. Théoriquement même, on pourrait facilement indiquer quelles sont les maladies qui doivent s'améliorer et guérir dans un pays dont la température est aussi éloignée de celle des tropiques que de celle du nord de l'Europe : dont l'atmosphère est presque continuellement agitée par des vents modérés, et imprégnée plus ou moins des émanations provenant de la Méditerranée. Grâce à la configuration de notre station, nous jouissons d'une gamme de climats différents, plutôt que d'un seul; près de Cannes se trouvent des situations abritées des vents et des effluves salines; près de la mer l'atmosphère est agitée, saturée de sel, excitante. Entre ces deux extrémités se trouve une série de positions mixtes qui conviennent à bien des genres divers de malades; c'est au médecin à les y distribuer suivant les cas pathologiques.

L'air marin, l'hydrothérapie marine guérissent les manifestations de la scrofule. Voilà pourquoi les scrofuleux guérissent si bien à Cannes. Mais ces résultats s'observent en été sur les côtes de la Manche ou de l'Océan; les côtes de Provence n'ont donc sur la scrofule aucune action spéciale. De même pour les autres maladies. Les valétudinaires qui viennent ici passer l'hiver s'imaginent souvent qu'ils vont guérir sans précautions, par le fait même du climat; cela est tout à fait impossible. Il faut ici se soigner comme dans le Nord, prendre des précautions souvent minutieuses, car il faut se garder des mauvais côtés du climat.

Quels sont donc les avantages qu'on trouve à passer l'hiver à Cannes, si le climat du Midi ne guérit pas? Pourquoi un tel déplacement, de pareils sacrifices, et pour quel bénéfice? Pour répondre en un mot, c'est qu'ici on peut passer l'hiver au grand air, en plein soleil, sans avoir froid.

Ces avantages paraîtront considérables à tout esprit qui les considérera sainement. Quand on voit quels ravages font dans la santé des personnes affaiblies par n'importe quelle cause morbide, l'absence de soleil, d'exercice, la nécessité du confinement dans un appartement chauffé artificiellement, et cela pendant plusieurs mois, on doit reconnaître de quel prix sera l'habitat dans un pays où un malade peut être à l'air, dans les mois les plus froids, de dix heures et demie du matin à trois heures et demie du soir.

Tous les médecins s'accordent à reconnaître combien le soleil, la lumière pure et forte ont d'action sur les malades. Je vais donner facilement une idée du ciel de Cannes en empruntant quelques lignes à l'excellent livre du docteur Buttura sur le *Climat de Cannes* : « Lord Brougham a fait, sur la pureté comparative de l'atmosphère, des observations très curieuses. Il a calculé que sur cent onze jours passés à Cannes, il n'y en avait eu que trois pendant lesquels il n'avait pas pu faire d'expériences sur la lumière ; tandis qu'à Brougham-Hall, dans le Northumberland, sur cent onze jours de la même saison, il n'y en avait eu que trois pendant lesquels il avait pu faire ses expériences. » Certes le climat de Paris et de la France en général est plus beau que celui de l'Angleterre, mais combien de jours en hiver le soleil brille-t-il dans un ciel sans nuages, dans la moitié septentrionale de la France?

Nous avons donc dans la jouissance du soleil un immense avantage ; celui de pouvoir respirer toujours un air parfaitement pur en est un autre encore plus considérable. Un de mes amis, médecin des hôpitaux de Paris, déjà célèbre par ses travaux sur la tuberculose, me demandait si, à force de soigner des tuberculeux, j'avais trouvé un médicament qui pût être considéré comme spécifique du tubercule? Naturellement ma réponse fut négative; mais si quelque chose peut être regardé comme un spécifique du tubercule, c'est l'air atmosphérique pur. Un tuberculeux qui ne peut pas respirer continuellement un air pur ne guérira jamais; un tuberculeux qui peut respirer à chaque instant un air pur peut guérir et guérit souvent. Or, dans les villes l'air est souillé par le fait même de l'habitation en commun; dans le Nord, l'air est souillé par le brouillard, les fumées des foyers multipliés; tandis que dans nos pays, où il n'y a ni brouillard, ni agglomération nombreuse, ni viciation de l'atmosphère d'aucune sorte, l'air respiré est d'une pureté absolue.

Je ne place qu'en seconde ligne le bénéfice d'une température modérée. Les habitants des pays septentrionaux apprécient cependant bien vivement l'absence presque complète des gelées, l'absence complète de neige. Que devaient penser les Parisiens dans les grands froids de cet hiver, alors que la neige interrompait la circulation dans les rues, que le thermomètre descendait la nuit au-dessous de — 20°, lorsque nos lettres leur apprenaient que, les mêmes jours, nous avions besoin de parasols, et que les thermomètres de nos observatoires atteignaient à peine — 1° la nuit? Je sais bien que ce dernier hiver a été tout excéptionnel, mais notre saison aussi a été froide. Nous avons eu des gelées, bien faibles il est vrai, et certaines années se passent sans que nous en voyons. Cependant l'avantage d'une température modérée, quelque grand qu'il soit, n'est pas celui que j'apprécie le plus, et des climats plus froids, mais où l'air est aussi pur, rendent aussi des services à la thérapeutique et à l'hygiène. Je ne crois pas que les stations d'hiver de l'Engaddine puissent servir à la guérison d'autant de malades que celles de la Provence, mais elles sont utiles dans certains cas, non par leur température, mais par suite de la pureté de l'air qu'on y respire.

Envoyer un malade à Cannes, ce n'est pas envoyer un malade dans un climat qui le guérira ; c'est lui faire habiter une localité où il jouira de la pureté de l'air, du soleil, d'une température douce dans une saison où il ne rencontrerait pas chez lui ces avantages inappréciables. Ce n'est pas suspendre le traitement d'un malade pour le remplacer par la liberte d'agir comme une personne bien portante dans un milieu extraordinaire, c'est placer le malade dans un milieu qui favorisera le traitement. Voilà ce qu'il ne faut perdre de vue, et malheureusement les malades le perdent de vue trop souvent, ce qui est en partie la cause des insuccès que nous constatons, et qui sont dus le plus souvent à des imprudences.

Il y a donc une grande différence entre l'action d'une eau minérale prise à la source et celle d'un climat propre à l'hivernage. Exerçant l'été au Mont-Dore et l'hiver à Cannes, soignant dans ces deux stations les mêmes malades, je vois de la manière la plus nette leur différence d'action. En vingt jours, au Mont-Dore, sous l'influence d'un traitement que je m'efforce d'adoucir autant que possible, la constitution est tellement modifiée que les accidents les plus graves quelquefois disparaissent sans retour. La maladie est heurtée de front, elle s'arrête ou prend une autre forme toute différente de la première ; son évolution est empêchée ou bien suit une autre marche, bénigne au lieu d'être grave. Dans les climats du Midi, une maladie ne s'arrête pas, elle ne change pas de forme, mais ses manifestations sont atténuées, deviennent de plus en plus légères, n'affectent plus profondément l'organisme, et celui-ci reprenant une nouvelle vigueur, le malade recouvre une santé satisfaisante qui lui permet de supporter, pour ainsi dire sans s'en apercevoir, les dernières périodes de l'évolution de sa maladie.

CHAPITRE PREMIER.

DESCRIPTION DE CANNES.

La ville de Cannes est située dans le département des Alpes-Maritimes, à quelques kilomètres du département du Var ; elle se compose d'un noyau central, la vieille ville, qui a pour annexe une cité nouvelle, s'étendant sur un de ses côtés, et d'une vaste campagne dans laquelle se trouvent les villas et les hôtels où habitent les étrangers.

La vieille ville (latitude 43°,34 ; longitude Est 4°,40) a été bâtie sur un rocher d'une certaine élévation qui fait saillie sur le bord de la mer dans la partie Est d'un golfe nommé golfe de la Napoule ; ce rocher envoie dans la mer une pointe qu'un môle prolonge actuellement. La partie Ouest de la baie ainsi divisée garde le nom de golfe de la Napoule ; l'autre partie forme un second golfe dont les bords n'ont pas deux kilomètres d'étendue, et qui se termine par une pointe fort étroite, avancée dans la mer dans la direction du Sud, portant le nom de pointe de la Croisette. Cette pointe sert de limite occidentale à une vaste baie qui ne se termine qu'au cap d'Antibes, et qui est bien connue sous le nom de golfe Juan.

Le voyageur arrivant à Cannes par le chemin de fer de Marseille aperçoit cette ville lorsque le train a atteint l'extrémité la plus méridionale des montagnes de l'Esterel. Celles-ci constituent un massif montagneux d'une formation géologique différente de celle des terrains environnants ; leurs sommets dépassent pour la plupart 500 mètres ;

le mont Vinaigre atteint 616 mètres. Le massif de l'Esterel se termine brusquement devant une vallée à fond plat, qui porte le nom de vallée de la Siagne, à cause d'une petite rivière assez torrentueuse qui en occupe le fond, et se jette dans la mer dans la partie la plus profonde du golfe de la Napoule. De l'autre côté de la vallée commence un vaste territoire mamelonné, composé de collines de 100 à 250 mètres de haut, plus ou moins rapprochées les unes des autres et séparées par des vallons étroits, où coulent de petits torrents bien souvent à sec. Ce terrain ondulé s'étend au Nord et à l'Ouest jusqu'à la vallée du Loup, rivière pittoresque qui sort des Alpes dites de Provence et se jette dans la mer près du Var. C'est sur les premiers mamelons et les premières vallées de ce massif que s'étend le territoire de Cannes.

Celui-ci est nettement limité à l'Ouest par les pentes d'une colline dont le sommet se nomme la Croix-des-Gardes. Un versant dirigé vers le couchant plonge dans la vallée de la Siagne; mais le versant principal fait face au Sud et tombe directement dans la mer; il fait tout entier partie du territoire occupé par les villas. Cette colline est séparée du rocher sur lequel se trouve la vieille ville par un étroit ravin. Quant à la vieille ville elle-même, exposée au vent de tous côtés, je n'en parlerai pas; elle ne peut être considérée comme un séjour agréable en aucune saison.

La ville neuve est bâtie sur un terrain plan qui s'étend du rocher de la vieille ville jusqu'à la pointe de la Croisette, le long du bord de la mer, terrain sillonné par les lits de quelques torrents venus des coteaux voisins et qui passent par des conduits voûtés sous les maisons et les rues. Cette plaine s'étend du côté du Nord par une pente douce jusqu'à des collines situées à plus de trois kilomètres, au pied desquelles se trouve le village bien connu du Cannet; elle est limitée à l'Ouest par une suite de mamelons peu élevés, très irréguliers, qui s'étendent depuis la vieille ville jusqu'aux collines du Cannet, laissant entre eux quelques ravins ou vallées, entre autres la vallée des Vallergues. Ces hauteurs se relient avec celles qui viennent directement de la Croix-des-Gardes, et c'est sur elles que monte puis court la route de Cannes à Grasse. Du côté de l'Est cette plaine est limitée par des collines hautes de plus de 200 mètres, qui portent, dans leur partie la plus méridionale, en rapport avec la base de la presqu'île de la Croisette, le nom de Californie; elles présentent un versant Ouest qui s'avance du Sud au Nord sur une longueur de plus d'un kilomètre, et à ce niveau se continuent vers l'Ouest pendant un kilomètre environ pour courir ensuite au Nord se rattacher aux collines du Cannet. Cette ligne de collines deux fois brisée limite donc à l'Est la vallée qui s'étend de Cannes au Cannet, la rétrécissant dans sa partie Nord, lui laissant au contraire dans sa partie Sud toute sa largeur.

La colline de la Californie, à partir du point où elle fait face à la presqu'île de la Croisette, se détourne vers le Nord-est, suivant la direction du rivage du golfe Juan. Pendant l'espace de trois kilomètres environ elle fait encore partie du territoire de Cannes; la partie la plus voisine du golfe et de Vallauris a été baptisée Cannes-Éden.

Il résulte de ce qui précède que les expositions des diverses parties de Cannes sont bien différentes les unes des autres. Une première partie occidentale occupe le versant méridional des collines de la Croix-des-Gardes, depuis le bord de la mer jusqu'à mi-hauteur à peu près de ces coteaux. Elleest exposée en plein Midi, disposée en espalier sur ces pentes rocheuses ou cultivées et boisées, bien abritée de l'Est. Une deuxième partie, orientale, occupe une position à peu près similaire sur les pentes de la Californie et de Cannes-Éden; elle regarde le Sud-est plutôt que le Sud, est ouverte à l'Est et au Nord-est, assez abritée de l'Ouest, plus encore du Nord-ouest et du Nord. Entre ces deux parties extrêmes se trouve celle du centre, la plus importante en espace, qui occupe toute la vallée du Cannet. Comme on a pu le voir par ce qui précède, celle-ci a une forme irrégulièrement triangulaire, la base du triangle étant formée par le rivage de la mer, le sommet par le village du Cannet, les côtés par les collines qui vont de ce dernier village au rocher de la vieille ville d'une part, et du même centre à la Californie d'autre part. Le côté Ouest est peu élevé; les versants qui s'inclinent dans la vallée y descendent par des pentes très douces, mais continues, jusqu'au petit torrent qui en indique la partie la plus déclive; ils présentent cependant deux ravins assez étroits, par conséquent très abrités, dont un, fort rapproché de la ville, les Vallergues, renferme d'assez nombreuses villas; l'autre, trop près du Cannet pour être encore bien apprécié, et d'ailleurs trop peu exposé au soleil, n'est pour le moment qu'un but de promenade charmant. Ces hauteurs ne sont donc pas assez élevées pour fournir un abri absolu contre les vents d'Ouest et du Nord-ouest, mais elles sont cependant suffisantes pour leur opposer un obstacle très important, et ce sont sur ces pentes garnies presque complètement d'oliviers et de quelques bois de pins, que se trouvent peut-être les points du territoire de Cannes les plus abrités du mistral.

La protection du côté du Nord offerte par les collines du

Cannet est plus efficace ; mais il faut remarquer que cette protection est d'autant plus sensible qu'on considère un point plus voisin de ces collines; près de la mer, à une lieue du Cannet et de son écran de hauteurs, elle n'existe plus au même degré.

Quant aux collines qui se trouvent à l'Est de la vallée, elles sont assez hautes et abruptes pour constituer un abri très sûr contre les vents d'Est et du Nord-est; ce sont de véritables murs qui nous protègent contre ces vents si fréquents à Cannes. Ils est surtout un point où la ligne de collines se tourne complètement à l'Ouest avant de se diriger vers le Cannet; par conséquent le versant se trouve faire complètement face au Sud, et est exposé à toute l'ardeur du soleil; les hauteurs voisines sont suffisamment élevées pour l'abriter du Nord, de l'Est, et, en grande partie, du Nord-ouest. Il en résulte que ce versant est soustrait à l'influence des vents froids qui peuvent souffler à Cannes, et doit être considéré comme le point le plus abrité qui puisse se trouver sur le territoire. Malheureusement il est peu fréquenté par les malades qui le trouvent trop éloigné du centre de la ville.

J'ai essayé, dans les paragraphes précédents, de donner une idée de la topographie de Cannes, de ses divisions suivant la forme de son territoire. Je dois maintenant insister sur un point qui a une haute importance pour la santé non seulement des malades, mais encore de tout étranger qui veut passer l'hiver dans ce pays.

On a vu que la station se développait principalement le long de la mer; en effet, sauf dans la vallée du Cannet, les villas et hôtels sont construits sur les pentes des collines qui se dirigent vers la mer. Il en résulte qu'une certaine zone du territoire est exposée à l'influence maritime, et que l'autre zone y est soustraite plus ou moins complètement. Or, si un certain nombre de malades doivent se trouver soumis à l'influence de la mer, une très grande quantité doivent s'en écarter le plus possible. L'excitation produite par les émanations salines de la Méditerranée, l'agitation de l'air qui se fait sentir presque toujours sur le rivage, l'ardeur du soleil réfléchi par les eaux, la plus grande chaleur, la sécheresse, ne valent rien pour les personnes qui ont besoin de calme, de repos, qui sont nerveuses et impressionnables. Il est donc nécessaire de savoir jusqu'où s'étend la zone maritime, tout en admettant que ses limites varient avec le vent qui apporte ou emporte les effluves marines.

On peut comprendre dans cette zone les habitations qui se trouvent à proximité de la route de Fréjus; les villas un peu éloignées sur le versant du coteau de la Croix-des-Gardes en sont abritées. Toute la ville neuve, principalement le boulevard de la Croisette, est la partie du territoire la plus exposée à l'air marin; la limite peut être fournie par la ligne du chemin de fer dans la partie du territoire qui correspond à la vallée du Cannet. Enfin, dans la partie Est, les pentes de la Californie sont d'abord trop éloignées de la mer pour en ressentir l'influence; mais, à partir de la villa Alexandra, les collines se rapprochent tellement du rivage que presque toutes les villas construites en ce point doivent être considérées comme étant dans la zone maritime.

Ces indications montrent clairement que la partie de Cannes la moins exposée à l'influence maritime est celle qui se trouve la plus rapprochée du village du Cannet; lorsqu'on se promène à pied ou en voiture près de ce petit village, on reconnaît facilement que les qualités de l'air ont changé. On respire plus facilement, plus tranquillement; l'atmosphère est plus calme, sauf les jours de grands vents d'Ouest ou de mistral. Les arbres plus élevés, la végétation plus abondante, la culture de la terre plus soignée, mieux entendue que dans les environs immédiats de Cannes, opposent au vent, à la sécheresse, à la poussière des obstacles plus puissants. Tout le monde s'accorde à trouver meilleures au Cannet les conditions d'habitation, et cependant personne n'y habite. Je reconnais qu'au Cannet même ne se trouve aucune habitation réellement confortable; mais des hôtels très bien tenus, des villas excessivement bien situées et offrant tous les avantages intérieurs qu'on peut souhaiter sont construits à proximité du village. Si ces hôtels sont rapidement remplis, les villas se louent difficilement. La seule raison en est l'éloignement du centre de la ville, des fournisseurs. Cependant, il sera impossible de faire comprendre à un médecin qu'un malade doive rejeter une habitation dont les avantages hygiéniques sont considérables, parce que ses domestiques trouvent les fournisseurs trop éloignés.

Je ne veux pas dire qu'on ne trouvera une situation réellement favorable à un malade que dans les points du territoire qui se trouvent près du Cannet; pas le moins du monde. Il faut à des malades différents des situations différentes. Mais il est certain qu'une personne atteinte d'une maladie nerveuse ou d'une maladie d'un organe facilement excitable doit se fixer dans un lieu éloigné de la mer, abrité du vent, et que ce sera surtout dans la vallée du Cannet qu'elle trouvera réunies ces deux conditions.

En décrivant Cannes et ses environs immédiats, j'ai indiqué quelles collines ou élévations de terrain servaient d'écrans ou plutôt de paravents à notre station hivernale. Mais cette description serait incomplète si je ne parlais pas des localités qui nous environnent.

A l'ouest de la vallée de la Siagne se trouve, ainsi que je l'ai dit, le massif de l'Esterel. Il a une forme irrégulièrement ovale, à grand diamètre dirigé du Sud au Nord. Ces montagnes ont une haute influence sur le climat de Cannes. Ce sont elles, en effet, qui par leur étendue, leur hauteur, opposent au vent du Nord-ouest, au mistral, une barrière qu'il franchit quelquefois, mais qu'il respecte le plus souvent. Le mistral souffle dans la vallée de l'Argens jusqu'à Fréjus avec une continuité qui empêcherait n'importe quel malade d'y séjourner. Or, quelques kilomètres nous séparent de Fréjus, et le mistral est bien rare à Cannes ; c'est le massif de l'Esterel qui l'arrête ou le détourne vers la mer, nous permettant ainsi de jouir du calme de l'atmosphère, d'une température agréable, tandis qu'à quelques lieues de nous règnent le froid, la poussière, la sécheresse et le vent.

Du côté du Nord, les collines qui développent jusqu'à Cannes même leurs ondulations dernières se continuent jusqu'au pied des premières ramifications des Alpes de Provence. Celles-ci sont de véritales montagnes, élevées au moins de 1,500 à 1,800 mètres ; on les distingue comme une sorte de mur, quoique en réalité ce soient plusieurs chaînes de montagnes séparées. Je ne sais pas si elles opposent une barrière réelle aux forts vents du Nord, mais il est certain que ces vents sont, à Cannes, plus que rares, que jamais on n'y ressent la bise du Nord, qui est si fréquente à Paris, Lyon, etc. Mais comme la neige tombe de temps en temps sur ces hauteurs, leur distance assez éloignée nous empêche d'en ressentir les mauvais effets. Du

2

reste, le soleil fond rapidement ces neiges, ce qu'il ne peut faire pour celles qui tombent sur les Alpes maritimes, plus élevées, dont les glaciers perpétuels terminent magnifiquement notre horizon vers le Nord-est.

CHAPITRE II.

NATURE DU TERRAIN DE CANNES.

La nature du terrain donne lieu à un petit nombre de considérations assez importantes. Le territoire de Cannes comporte deux terrains : l'un est primordial, le gneiss; l'autre est un calcaire jurassique. Toutes les parties du territoire qui appartiennent au terrain de gneiss sont nécessairement sèches. La roche ou les détritus de la roche forment le sol, et si ces détritus sont finement pulvérisés, ils ne forment qu'un sable qui absorbe très rapidement l'humidité.

Il n'en est pas de même du terrain calcaire; partout où la roche vive forme le sol, certainement celui-ci est sec, mais bon nombre de terrains sont formés de pierres plus ou moins grosses détachées des collines environnantes, d'argiles formées par les dépôts que les eaux ont apportés dans les ravins et les vallées. Ces terrains argileux, ou bien formés d'un mélange de pierres calcaires et d'argile, sont humides.

La colline de la Croix-des-Gardes, celle de la vieille ville, sont de gneiss; mais les hauteurs qui se trouvent derrière et sur lesquelles serpente la route de Grasse sont de calcaire. La vallée du Cannet est entourée de collines calcaires, le fond et quelques-unes des pentes sont nécessairement argileux. La Californie et la Croisette sont partiellement composées de gneiss, mais la presqu'île de la

Croisette renfermait, il y a très peu d'années, un marais desséché à peine, dont le sol est actuellement occupé par des maraîchers. Il ne faut pas conclure de ce qui précède que la vallée du Cannet soit réellement humide ; il y a sans doute quelques parties dont le sol n'est pas parfaitement sec, mais ce ne sont guère que les bords mêmes du torrent qui la parcourt dans son milieu ; partout ailleurs les pentes sont suffisantes pour ne jamais permettre à l'eau de séjourner sur le sol, et même les parties les plus déclives, et, par conséquent, les plus susceptibles d'être humides, sont parcourues par le lit de torrents presque toujours à sec et qui servent de drains quand il a plu. D'autre part, nous avons des périodes de sécheresse si longues et quelquefois si pénibles, qu'on est souvent heureux d'habiter un point de ce pays dont le sol, par sa nature, peut corriger en partie l'aride sécheresse de l'atmosphère.

CHAPITRE III.

TEMPÉRATURE.

Voici le point le plus intéressant de tous ceux qu'on doit toucher quand on parle d'une station hivernale, et c'est un des plus difficiles à traiter exactement.

En effet, les observations thermométriques les mieux prises ne peuvent servir, à mon sens, qu'à donner des moyennes, lesquelles sont parfaites pour comparer entre elles les températures moyennes de plusieurs localités, mais ne donnent pas une idée exacte de la température éprouvée réellement par les habitants. Les thermomètres à observations sont placés dans des conditions spéciales, réglées d'avance; on cherche des points où les écarts de température soient les plus minimes pour disposer les observatoires; mais cela ne donne que la température de l'observatoire même, et non pas la température du pays, qui est variable suivant la situation, la nature du terrain, etc.

Je vais, en premier lieu, donner la température de Cannes, suivant les observations recueillies par le Dr de Valcourt, puis j'indiquerai les différences qui existent entre le point où se trouve son observatoire et les autres parties du territoire.

De 1865 à 1868, le thermomètre, à l'ombre, a donné les températures suivantes :

	Novembre.	Décembre.	Janvier.	Février.	Mars.	Avril.
	—	—	—	—	—	—
Minimum nuit.....	7.0	4.0	3.9	5.7	5.9	8.2
9 heures matin.....	13.6	9.0	8.7	11.9	12.9	15.6
11 heures matin ...	15.6	12.6	11.5	9.6	13.9	13.5
Maximum	17.1	14.5	13.7	15.1	16.1	18.8
Moyenne 24 heures.	12.1	9.2	8.9	10.6	11.0	13.6
Minimum absolu...	— 0.4	— 0.6	— 2.7	1.7	— 0.6	3.5
Maximum absolu...	22.0	20.6	18.7	21.0	21.6	24.0

Ces chiffres sont tirés du livre *Cannes et son climat*, édition de 1869. Dans son édition de 1878, le même observateur donne, pour les mêmes années, des chiffres un peu différents. Mais je pense qu'il y a une erreur dans le titre du tableau.

Si nous cherchons maintenant les chiffres fournis par d'autres observateurs, nous trouvons d'autres divergences. Le Dr Sève avait autrefois donné en quelques lignes les résultats de quatorze années d'observations : la moyenne des mois d'hiver était pour lui de 10°,2; en janvier, le mois le plus froid, de 8° à 9°; au printemps, de 17°,9; en été, de 22°,3; en automne, de 13°,9. Cet observateur n'ayant pas donné de chiffres plus circonstanciés et les résultats étant un peu élevés, on ne doit pas les accepter comme indiquant la véritable température de Cannes, mais seulement celle de l'observatoire de leur auteur.

Je trouve dans l'ouvrage du Dr de Valcourt le résultat des observations faites par M. Taylor de 1861 à 1865. Je n'en donne ici qu'une partie :

	Octobre.	Novembre.	Décembre.	Janvier.	Février.	Mars.	Avril.
	—	—	—	—	—	—	—
Moyenne générale.	20.6	13.5	9.9	8.6	9.8	13.4	17.3
Maxima absolus..	28	23	18	15	15	20	26
Minima absolus...	11	7	2	0	0	6	9

M. de Valcourt pense que ces températures peuvent

être légèrement diminuées, de façon qu'on ait comme moyenne des saisons : hiver, 9°, printemps, 15°,8, été, 24°,2, automne, 18° ; année entière, 16°,7. On voit que ces chiffres diffèrent de ceux du Dr Sève.

Je ne poursuivrai pas plus loin la recherche de nouveaux tableaux de températures : nous ne trouverions que des résultats discordants ; je sais bien qu'on pourrait prendre comme chiffres plus exacts les moyennes de toutes ces moyennes, mais on aboutirait peut-être à un chiffre qu'aucun des observateurs n'a jamais indiqué. De même Trousseau rapporte que la moyenne de ses observations sur l'apparition de la première dent chez un grand nombre d'enfants mâles était de 7 mois, mais aucun de ces enfants n'avait eu sa première dent à 7 mois.

Je prendrai comme type de comparaison le premier tableau dû à M. de Valcourt que j'ai rapporté ici. Je le crois bon comme donnant une température se rapprochant de celle ressentie dans la majeure partie du territoire. Cependant je pense que plus de points présentent une température inférieure qu'une supérieure.

Les maisons bâties sur le penchant des collines de la Croix-des-Gardes, de la Californie, bien abritées du Nord, exposées toute la journée aux rayons du soleil, présentent des températures plus élevées que l'observatoire du Dr de Valcourt ; il en est de même des quelques villas situées entre l'hôtel du prince de Galles et Springland ; mais les situations du fond de la vallée des Vallergues et de la vallée du Cannet ne pourraient donner des résultats aussi élevés. Je suis persuadé qu'un observatoire situé dans le jardin Vallombrosa, près du château, et un observatoire placé dans le jardin du Prado donneraient des résultats dont les moyennes calculées pour les mois d'hiver accuseraient un écart de plusieurs degrés. C'est ainsi que dans bien des jardins les héliotropes et même les géraniums sont gelés, alors que dans certains autres les mêmes plantes sont intactes.

Il ne faut pourtant pas croire que le thermomètre donne des indications inexactes lorsque les observateurs donnent comme température minimum de la nuit quelques dixièmes au-dessus de 0°, tandis que la glace remarquée dans certains ruisseaux de la ville et de la campagne semble dénoter une température beaucoup plus basse : c'est que l'eau se gèle sur la terre par suite de la température du sol, et le sol est en hiver beaucoup plus froid que l'atmosphère. Tout le monde sait que le phénomène de la gelée blanche se produit sans qu'il gèle réellement, et cependant la goutte d'eau qui fait au brin d'herbe ce revêtement brillant est solidifiée, par conséquent y est soumise à une température inférieure à 0°. Le sol est refroidi davantage par l'évaporation de l'eau et le rayonnement. On peut admettre que la température de la surface de la terre descend, la nuit, à 3° au-dessous de celle de l'air ambiant. Donc, le promeneur qui rencontre sur un ruisseau dans la campagne une couche de glace n'a pas le droit de taxer d'inexactitude l'observateur qui affirme que cette nuit-là la température n'a pas atteint 0°.

Ces considérations ne prouvent qu'une chose, c'est qu'il est nécessaire à un malade, à Cannes, de se loger en un point où la température soit moyenne ou élevée, d'éviter les situations froides. Il n'y a qu'un médecin au courant des localités qui puisse lui donner, à ce sujet, un bon conseil. Voilà pourquoi jamais on ne devrait retenir une villa, un appartement, sans avoir demandé conseil à son médecin.

Plusieurs personnes se plaignant des variations de la température à Cannes, je dois traiter ce sujet.

Dans le climat de la Provence, ce qui élève la température, c'est le soleil; ce qui l'abaisse, ce sont les vents venant des régions froides. La température hivernale est plus élevée sur notre côte dans les points favorisés que sur les côtes voisines, et même en Italie jusqu'à Naples, parce que les rayons du soleil chauffent nos localités directement toute la journée, que ces rayons sont réfléchis et de la surface de la mer, et des montagnes ou collines qui s'élèvent derrière les maisons; et, de plus, que les vents froids ne peuvent les atteindre.

Mais, dans ces localités privilégiées, il y a des parties plus favorisées que d'autres; les températures admises dans les tableaux que je viens de présenter sont toujours des températures prises à l'ombre ; celles qui seraient fournies par des thermomètres qui recevraient même la réverbération du soleil sur un mur ne pourraient être admises. Mais je vais donner quelques chiffres qui montreront l'excessive différence qui existe entre la température de l'air à l'ombre et celle que subissent les personnes et les objets exposés au soleil.

Du 7 janvier au 13 janvier 1880, le thermomètre à l'ombre de l'observatoire du Dr de Valcourt a donné les chiffres maxima suivants :

15°,8 14°,4 13°,4 14°,4 14°,4 13°,2 12°,0

Le thermomètre au soleil, et noirci, donnait :

50°,0 51°,0 50°,0 48°,0 47°,0 33°,0 40°,0

Les différences entre chaque jour dépendent de l'état de pureté plus ou moins grande de l'atmosphère.

Donc, une personne qui se promène au soleil au mois de janvier, par un beau jour, reçoit des rayons qui sont susceptibles de faire monter le thermomètre à 40°, 47°, 50° et plus ; cette personne aura chaud, pourvu que le vent ne vienne pas lui soustraire une partie de ce calorique. Si ensuite elle passe dans une rue à l'ombre, elle n'aura plus au moment de la plus grande chaleur qu'une température de 12° à 15°, et trouvera la transition très brusque. On voit donc que la situation à l'ombre ou au soleil a une première part fort importante dans les changements de température ressentis par les habitants.

Une seconde cause, beaucoup moins importante, est le vent; si l'on passe d'un lieu où l'air est calme en un autre lieu où il existe un courant d'air plus ou moins fort, on ressent à l'instant même un abaissement marqué de température.

Enfin, la température change suivant les différentes heures du jour ; cela arrive partout ; mais, dans les pays chauds, il existe un moment de la journée où un changement très rapide et très intense se fait sentir : c'est au coucher du soleil ; et plus on descend vers le Sud, plus la transition est brusque. A Cannes, au moment où le soleil disparaît derrière l'Esterel, on ressent un froid marqué, et cela n'importe en quelle saison. Cette impression est plus vive les jours où l'atmosphère est humide, mais elle l'est très peu le jour où le soleil est caché par des nuages. Ce refroidissement se fait même sentir dans les appartements, et chacun, principalement les malades, éprouve à ce moment une tendance au frisson. C'est bien là l'instant dangereux de la journée. Ce refroidissement est dû à ce que le soleil, chaud encore vers son déclin, cesse subitement d'échauffer et la terre et l'atmosphère ; la chute de l'eau contenue jusqu'alors en vapeur dans l'air et condensée en ce moment est assez forte pour mouiller le plus souvent les trottoirs des rues comme le ferait une pluie légère. Cette impression froide et humide, ressentie à ce moment, diminue beaucoup au bout de deux ou trois heures; il en résulte qu'il est moins dangereux d'être dehors l'hiver à sept heures du soir qu'à quatre heures.

Ces variations dans la température, qui sont assez marquées pour les différentes heures de la journée, semblent l'être également pour les différents mois de l'année. Comme le fait remarquer le Dr Daremberg, si on compare les moyennes des mois à Paris à celles de ces mêmes mois à Cannes ou à Menton, on arrive à ce résultat que les écarts de température sont moindres à Paris qu'ici, que le climat de Paris est moins variable que le nôtre; par conséquent, qu'on devrait envoyer les poitrinaires à Paris et non en Provence. Ceci prouve encore une fois de plus à quoi peuvent servir les statistiques et les moyennes.

Du reste, ces variations dans la température sont bien moins sensibles aux malades lorsqu'ils suivent exactement les prescriptions hygiéniques. Le malade ne doit sortir que lorsque le soleil a échauffé le pays, c'est-à-dire à dix heures, dans les mois les plus froids, et doit être rentré à trois heures et demie. Quand les jours grandissent, ces heures se modifient; le malade doit, à partir du commencement de mars, éviter les lieux trop ensoleillés, trop chauds; il ne doit jamais sortir les jours de pluie ni de grand vent. Moyennant ces simples précautions et celle de ne passer que le moins possible du soleil à l'ombre, la température qu'il ressent n'offre jamais des écarts aussi brusques et accentués que ceux indiqués par les thermomètres des observatoires, et surtout les instruments sans abri.

Je pense qu'il serait utile d'indiquer quelle température règne dans les maison : règle générale, toute pièce qui reçoit les rayons du soleil par des fenêtres tournées au Midi est chaude ; toute pièce qui ne voit jamais le soleil est excessivement froide. Il y a une très grande différence entre les pièces au Midi et les pièces au Nord. Quant à celles qui reçoivent le soleil obliquement de l'Est ou de l'Ouest, leur température est mixte et insuffisante pour un malade dans les mois froids. Une pièce bien exposée au Midi, et dont les fenêtres sont larges, a facilement à neuf heures et demie du matin, pendant les mois de décembre et janvier, de 17° à 20°; cela augmente peu dans la journée, mais baisse rapidement à trois heures et demie.

En février et mars, il faut souvent fermer les volets ; en avril, cette précaution est indispensable. Il est nécessaire d'allumer du feu dans les chambres des malades, à partir du coucher du soleil, depuis le 15 novembre jusqu'au 15 mars environ, pour y conserver la température de 18° qui leur est indispensable.

Comme les moyennes mensuelles n'indiquent pas à quel moment du mois baisse ou hausse la température, je vais essayer de donner une idée de ces changements, non plus d'après le thermomètre, mais d'après mes souvenirs et mes observations. Lorsque j'arrive à Cannes le 15 octobre, je trouve des chaleurs qui me rappellent celles du mois d'août dans les environs de Paris ; mais la température baisse assez brusquement vers le 25 octobre, et on est alors forcé matin et soir de mettre des manteaux légers. En novembre existe toujours une période pluvieuse, après laquelle la température baisse assez régulièrement et peu à peu jusqu'au 15 décembre ; de ce moment jusqu'à la fin de janvier, il faut s'attendre à des gelées blanches et à quelques gelées réelles la nuit, dans les lieux froids; mais dans la journée, la chaleur est toujours assez forte pour permettre aux malades de sortir, sauf les jours couverts. La température monte rapidement en février et moins en mars, qui est le plus mauvais mois de l'année; mais dès le début d'avril on est le plus souvent obligé de fermer les persiennes pour empêcher le soleil de trop échauffer les appartements. Un parasol est nécessaire dès le mois de février. Enfin, la température de la journée en avril rappelle celle du commencement de juillet près de Paris. Ces données sont certainement approximatives; chaque année n'est pas semblable à ses voisines, mais je pense que les observations précédentes rendent assez bien compte de l'état réel de la température en général à Cannes pour une année moyenne.

CHAPITRE IV.

DU VENT.

Sur le littoral de la Provence, l'atmosphère n'est, pour ainsi dire, jamais calme. Cependant je l'ai vue ainsi quelquefois à Hyères en décembre, janvier et avril, mais bien rarement.

A Cannes, l'air est toujours en mouvement, mais ce mouvement aérien est très souvent fort minime et ne règne pas dans tous les points du territoire.

Il existe quelques courants d'air localisés et réguliers que je vais faire connaître tout d'abord. Règle générale, sur le bord de la mer, un courant d'air de la mer vers la terre paraît dans la matinée; il souffle d'abord du Sud-est, puis du Sud et, lorsque le soleil est près de l'Esterel, du Sud-ouest; alors il cesse. Presque toutes les nuits, deux heures après le coucher du soleil, commence à souffler un courant d'air du Nord au Sud, c'est-à-dire de la terre vers la mer. La brise diurne de mer n'est jamais forte et n'est pas froide ; son action dépasse bien rarement deux kilomètres; la brise de terre, nocturne, est très faible, assez froide et suit volontiers les ravins et les vallées ; sa persistance toutes les nuits refroidit les habitations qui ne sont pas abritées du Nord et sont situées dans les fonds des vallées.

En dehors de ces vents locaux, qui règnent lorsque les autres ne soufflent pas, nous en supportons d'autres qui tiennent à deux courants d'air qui appartiennent à ces côtes. Le premier est celui de Nord-ouest, le mistral; le second est celui d'Est, qui peut être considéré comme le contre-courant latéral du mistral.

On sait que le mistral règne en *maître* sur la vallée du Rhône et les bords français de la Méditerranée; je ne discuterai pas son origne, je me bornerai à constater sa force et sa limite d'action. Ordinairement, il ne dépasse pas Toulon: un peu plus étendu, il souffle dans la vallée d'Hyères; s'il est plus fort encore, il envahi la vallée de l'Argens jusqu'à Fréjus et Saint-Raphaël. Il faut des circonstances tout à fait exceptionnelles pour qu'il franchisse l'Esterel et s'étende jusqu'à Nice. Le véritable mistral, le vent du Nord-ouest est donc très rare à Cannes; on voit plus souvent les nuages venir du Nord-ouest, mais il est très peu fréquent de ressentir à Cannes le vrai mistral.

C'est un vent fort, régulier, presque sans rafales; il est puissant et fatigue surtout par sa continuité; quand on y est exposé, on le sent comme un courant qui, doué d'une force toujours la même et soufflant dans une direction constante, vous enveloppe complètement. Il n'est pas froid par lui-même, sauf quelques exceptions fort rares, mais il refroidit ceux qui y sont exposés en leur retirant sans cesse de leur calorique et en favorisant l'évaporation cutanée; car il est excessivement sec: nul vent ne sèche plus rapidement que le mistral les routes et les rues, et n'amène une poussière souvent à grains assez gros. Mais, par le mistral, les particules les plus ténues de la poussière pénètrent dans les endroits les plus retirés des appartements. C'est un vent de beau temps; il s'accompagne toujours d'un soleil admirablement beau et chaud, souvent trop chaud. L'atmosphère devient d'une transparence extraordinaire; le ciel perd de son bleu d'azur, mais la mer se colore d'un bleu foncé à reflets métalliques, tandis que chacune des courtes vagues soulevées par le vent se couronne d'écume.

Il a une propriété singulièrement heureuse et bien constatée : il ne forme pas de tourbillon derrière un obstacle. Il a beau être violent, s'il est régulier, et il l'est neuf fois sur dix, il ne tournera pas derrière un abri. Une personne derrière un mur même peu élevé l'entendra faire rage sur la crête du mur, et ne le sentira nullement. Une maison, un jardin abrités par un rideau d'oliviers, un bouquet de pins ne ressentiront aucun remous ou courant d'air un peu fort contournant leur abri. Cela vient de la constance très remarquable de la direction et de la force de ce vent. On reconnaît donc bien facilement le mistral à sa direction, la pureté de l'atmosphère, l'éclat de la mer et l'ardeur du soleil. Cependant il arrive continuellement qu'on entend nommer *mistral* tout vent un peu fort à Cannes, quelle que soit sa direction.

Si le mistral est très rare à Cannes et ne souffle pas plus de six à huit fois par saison, les vents d'Ouest ou de Sud-ouest sont beaucoup plus fréquents, et on pense que ces vents ne sont qu'un mistral modifié. Rencontrant sur la Méditerranée des vents opposés, le courant d'air du Nord-ouest se laisserait détourner vers l'Est et longerait la côte après avoir perdu toute sa puissance et sa sécheresse. Cette explication n'est pas encore, que je sache, prouvée par des observations précises. Quoi qu'il en soit, le vent d'Ouest est humide, assez chargé de vapeurs maritimes qui nuisent à la transparence de l'atmosphère; il est beaucoup moins fort que le mistral, quelquefois un peu frais; il souffle fréquemment en certains mois, principalement dans la seconde moitié de la journée.

Ces vents de la région de l'Ouest ont pour contre-partie les vents de la région de l'Est, les plus fréquents de tous ceux qui règnent sur nos côtes. On sait que les vents d'Est soufflent presque tout l'hiver le long de la rivière de Gênes ; on admet que la cause de ce courant d'air est la permanence presque constante du mistral dans une région voisine ; le courant Nord-est serait alors le contre-courant du courant Nord-ouest. Je n'ai pas de notions suffisantes pour pouvoir affirmer cette théorie, qui pourtant ne me satisfait pas complètement. Le vent d'Est variant du Nord-est au Sud-est est certainement le vent ordinaire à Cannes en hiver ; il est rarement fort, n'est ni sec ni humide, n'amène pas beaucoup de poussière ; il souffle plus fréquemment le matin que le soir ; il n'y a pas grand'chose à en dire, sinon qu'il est le plus fréquent de tous. Souvent dans les moments d'agitation de l'atmosphère, on voit très nettement sur la mer la lutte des deux courants ; tandis que le mistral souffle jusqu'à la pointe de l'Esterel, le vent d'Est souffle jusqu'au même lieu. Selon que l'un des deux est le plus puissant, la limite d'action de chacun se déplace soit à droite, soit à gauche ; cette limite est quelquefois notre rade ; mais elle se trouve le plus souvent à Saint-Tropez, ce qui nous range heureusement sous la dépendance ordinaire des courants d'air de l'Est.

Le vent du Nord est très rare et toujours très faible ; il est froid, mais son peu de violence ne le rend pas à craindre. Le vent direct du Sud, encore plus rare l'hiver, porte, l'été, le nom de sirocco ; tous les ans il souffle plusieurs jours de suite dans un des mois les plus chauds, et sa température excessivement élevée ainsi que sa sécheresse le rendent redoutable à la végétation.

Les vents dont j'ai parlé jusqu'à présent sont des vents locaux, appartenant soit au rivage même, soit au pays. Ils n'amènent jamais ou presque jamais la pluie; ils viennent de trop peu loin pour cela. Il me reste maintenant à parler d'un autre système de mouvements atmosphériques qui amènent les pluies et les tempêtes.

On sait, depuis les recherches entreprises sur les mouvements aériens, que tous les vents violents, toutes les tempêtes proviennent de phénomènes spéciaux auxquels on a donné le nom de cyclones.

Ce sont des tourbillons, le plus souvent de dimensions restreintes au lieu de leur naissance, mais dont la sphère d'action s'étend, au bout de plusieurs jours, sur une étendue qui égale quelquefois plus des deux tiers de l'Europe. L'air est animé, dans ce tourbillon, d'un mouvement circulaire toujours de même direction : dans le sens des aiguilles d'une montre au Sud de l'équateur, dans le sens inverse au Nord de la Ligne. Les cyclones qui intéressent l'Europe se forment, pour la plupart, dans la mer des Antilles ou sur les côtes des Etats-Unis ; ils se dirigent souvent vers le Nord-est et atteignent l'Angleterre et la Norwège, quelquefois la France, par leurs centres. Quelques-uns se forment plus près de nos côtes et traversent l'Espagne ou le Maroc en se dirigeant vers l'Italie. Les uns ont un mouvement rapide de translation, en général vers l'Est, les autres se ralentissent et finissent par s'éteindre sur place. On voit donc que ces tourbillons sont animés de deux mouvements qui sont quelquefois très rapides : l'un de rotation autour de leurs axes, l'autre de translation du tourbillon lui-même. Chacun sait combien ces cyclones exercent souvent d'affreux ravages dans les pays intertropicaux. Lorsque le mouvement de rotation existe seul, la vitesse du vent est à peu près la même au Nord et au Sud du cyclone; lorsque les deux mouvements sont forts tous les deux, une moitié du cyclone présente un courant d'air animé d'une rapidité excessive : c'est le *demi-cercle dangereux*; l'autre n'est le théâtre que d'un vent moyen : c'est le *demi-cercle maniable.* Dans notre hémisphère, où les cyclones se dirigent presque tous vers l'Est, le demi-cercle dangereux est au Sud du centre du tourbillon. Je demande la permission d'éclaircir ces données par un exemple.

Je suppose un cyclone ayant son centre sur les îles Baléares. Si ce centre est immobile, une molécule d'air au Nord du centre ira en un jour de Gênes à Bilbao, tandis qu'une autre, au Sud, ira, dans le même temps, d'Oran à Tunis, en décrivant un arc de cercle.

La rapidité du vent est donc la même dans deux parties symétriques du cyclone. Mais si le centre de celui-ci passe en un jour des Baléares à Naples, la molécule d'air du Sud devra en un jour passer d'Oran jusque sur la mer Ionienne, tandis que la molécule du Nord, sollicitée par le mouvement rotatoire de se diriger de Gênes vers Bilbao, et par le mouvement de translation de Gênes en Dalmatie, restera immobile ou n'aura qu'un mouvement lent. Au Sud du cyclone, le vent sera violent, au centre de même ; mais à quelque distance au Nord, il pourra être, suivant les circonstances, très modéré.

Je compléterai ces considérations en rappelant que la pression barométrique dans un cyclone a son minimum au centre même par suite du mouvement rotatoire qui est aussi nécessairement centrifuge ; par conséquent l'air n'est pas animé d'un mouvement circulaire, mais s'éloigne toujours du centre ; je dirai aussi que le vent est d'autant plus violent qu'on se trouve plus rapproché du centre.

Ceci posé, voyons quels vents les tempêtes cycloniques amèneront à Cannes. De deux choses l'une : elles passent au-dessus ou au-dessous de la ville. Celles qui traversent la France ont des centres qui passent soit sur Paris et Carlsruhe, soit sur Bordeaux, Clermont et la Suisse. Les vents qu'elles amènent à Cannes font partie du demi-cercle dangereux, sont souvent violents, viennent du Sud-ouest ou de l'Ouest, amènent des pluies abondantes, et se terminent par le mistral lorsque le centre du cyclone se trouve sur la Pologne. Ces tempêtes sont rares ; cependant quelques-unes nous ont atteints dans la déplorable saison 1878-79.

Les plus ordinaires sont celles qui, traversant le Maroc ou l'Espagne, passent sur les Baléares et Naples pour se perdre vers Odessa. Nous nous trouvons alors dans le cercle maniable ; cependant, lorsque ces dépressions ont une marche de translation lente (et quelques-unes se déplacent à peine), le vent est fort à Cannes ; il débute par le Sud-est, puis tourne à l'Est et, lorsque le centre est sur l'Italie ou l'Adriatique, le mistral commence à souffler. On voit donc que le mistral indique souvent l'éloignement de ces tempêtes cycloniques.

Quelquefois la dépression se forme sur le golfe de Gênes ; elle n'est jamais bien profonde, ni étendue, ni animée d'un mouvement bien rapide. Mais comme le centre est alors très rapproché de nous, le vent est senti fortement à Cannes.

Ces cyclones nous amènent les pluies ; je m'étendrai sur ce sujet dans le chapitre suivant. Les détails que je donne sur les vents importants qui peuvent souffler dans notre pays paraîtront peut-être oiseux à quelques personnes. Mais dans le dernier livre paru sur le climat de Cannes on dit encore que le vent d'Est vient de Hongrie ; c'est là une erreur qu'il importe de faire disparaître.

Je viens de parler de trois systèmes de vents : il ne faudrait pas croire cependant que le vent soit souvent violent à Cannes. Je vais donner sous ce rapport des renseignements basés sur mes observations personnelles, les statistiques ne donnant pas encore sur ce sujet des notions bien précises.

La saison étant supposée commencer le 15 octobre, le vent s'élève souvent vers le 25 ; il est alors variable ; il y a une lutte entre les courants d'Est et d'Ouest. En novembre nous avons toujours à supporter une période troublée par le passage d'une ou plusieurs dépressions, qui dure de huit jours à trois semaines ; le vent, rarement bien fort, n'est jamais froid ; mais le temps est pluvieux. Qu'il y ait ou non pendant ou après cette période un ou deux coups de mistral, une fois qu'elle est terminée, le règne du vent d'Est commence et dure jusqu'en février. Mais il est très modéré, souvent nul. Décembre et janvier sont les mois où le vent est le plus rare et le plus faible ; seulement, dans les jours les plus chauds, nous sommes sous le régime des brises de rivage diurnes et nocturnes, qui sont toujours très faibles.

En février ces brises augmentent un peu de force, et le courant d'Ouest commence à se montrer ; les vents sont irréguliers, plus sensibles qu'auparavant ; le mistral peut souffler deux ou trois fois. En mars reparaissent les tempêtes cycloniques qui peuvent être violentes et amènent des pluies comme en novembre. En avril le vent d'Est régulier est rare, le vent d'Ouest ordinairement modéré, mais le régime général est variable.

On voit en résumé que le vent est très faible et régulier en décembre et janvier, variable et un peu plus fort en février et avril, qu'il y a quelquefois de vraies tempêtes en mars et beaucoup plus rarement en novembre.

Ce qui précède indique ce qui se passe le plus ordinairement; mais ce tableau est souvent modifié; une tempête cyclonique peut arriver en janvier, comme un mois de mars peut se passer sans que nous en subissions une seule; cette année en est un exemple. Mais, les années communes, le régime du vent le plus ordinaire est celui que je viens d'indiquer.

A part les jours de mistral et de vent de tempête, toute personne bien portante peut se promener toujours sans danger même en voiture découverte. Il n'en est pas de même des malades. Quand soufflent seulement les brises de rivage qui ne s'étendent que très peu dans les terres, ils peuvent le faire à condition de ne pas passer au bord de la mer. Les jours où nous sommes sous la dépendance des courants d'Est ou d'Ouest, ils doivent choisir les routes abritées. Or, la vallée du Cannet, celle des Vallergues, le ravin du Riou, sont assez à l'abri de tous ces vents pour qu'on puisse toujours y trouver des endroits favorables à la promenade. Même certaines routes sont très abritées du mistral. Avec un peu de connaissance des promenades, on peut arriver à faire sortir un malade presque tous les jours de l'hiver où il ne pleut pas; mais il faut choisir les lieux abrités.

Les considérations sur les vents que j'ai présentées dans ce chapitre ne sont pas toujours en accord avec ce qu'ont écrit les auteurs qui m'ont précédé. Cependant je les crois justes; elles m'ont été suggérées principalement par l'étude approfondie du *Bulletin météorologique du*

Gouvernement général de l'Algérie, que je reçois avec une grande exactitude. Mon excellent confrère d'Alger, le Dr Gros, m'obtint cette faveur du général commandant en chef le génie en Algérie, et qui se trouve à la tête du service météorologique. Je saisis cette occasion de remercier mon confrère et le général pour l'immense service que me rend cette publication, qui me tient au courant des phénomènes météorologiques importants qui intéressent le bassin Méditerranéen.

CHAPITRE V.

DE LA PLUIE.

Les chiffres des observateurs, sans s'accorder absolument sur les moyennes de jours et de quantité de pluie à Cannes, se rapprochent cependant assez pour qu'on puisse s'en faire une idée assez exacte. D'après Sève, il tombe annuellement 677 millimètres d'eau, et le nombre de jours pluvieux est 52. Le Dr de Valcourt admet approximativement 70 jours de pluie et 800 millimètres. Le Dr Buttura avance qu'on peut compter de 50 à 60 jours de pluie annuellement.

D'après des observations continuées pendant 7 ans, la moyenne des jours de pluie dans la saison hivernale de novembre à avril est de 24 à 25 jours. (Macé, dans une note du livre du Dr Buttura.) M. de Valcourt donne le tableau suivant :

		Novembre.	Décembre.	Janvier.	Février.	Mars.	Avril.
Jours de pluie...	Cannes.	4	7	6	5	10	5
	Paris..	13	15	18	19	17	15
Quantité de pluie	Cannes.	39	98	70	54	134	88
	Paris..	26	26	49	34	49	69

On remarquera dans ce tableau deux points importants : le premier, que les jours de pluie sont très rares à Cannes en comparaison de Paris ; le second, que la quantité d'eau est bien supérieure. C'est que, quand il pleut dans le

Midi, c'est ordinairement pour de bon ; les pluies sont serrées, et durent longtemps. Elles ne dégénèrent jamais en brouillards. Souvent la pluie tombe plusieurs jours de suite.

Les pluies importantes tombent en novembre et en mars. Dans le premier de ces mois, une période pluvieuse ne manque jamais ; je l'ai vue durer au moins 5 jours, au plus 3 semaines. En mars, cette période manque quelquefois, mais c'est qu'elle a paru à la fin de février, ou qu'elle viendra en avril. Elle donne souvent beaucoup d'eau et s'accompagne presque toujours de grands vents. Ce seraient de mauvaises périodes pour les malades si ces pluies s'accompagnaient de froid, mais jamais il ne fait froid à Cannes quand il pleut en novembre et en mars. En effet, ces pluies sont amenées toujours par des vents appartenant à des dépressions cycloniques. Les unes nous arrivent alors du Sud-ouest ou de l'Ouest, nées des vapeurs de l'Atlantique à la latitude de Madère au moins, et par conséquent de régions plus chaudes que la nôtre. Les autres, les plus fréquentes, viennent avec le vent d'Est et sous l'influence des cyclones qui passent sur la Méditerranée. Le centre étant sur les Baléares, la Sardaigne ou Naples, l'air qui nous arrive avec le vent d'Est provient de l'Algérie, quelquefois du Sahara, a passé sur l'Adriatique, le nord de l'Italie ; après nous, il se jettera sur l'Espagne. J'ai noté plusieurs fois que le sirocco d'Algérie nous vient en hiver sous forme de vent d'Est et nous amène des pluies chaudes, mais seulement après avoir soufflé violemment deux ou trois jours. J'ai pu suivre ce phénomène avec la plus grande netteté sur les cartes météorologiques du gouvernement général de l'Algérie, au commencement de janvier 1879. Comme il vient de se reproduire exactement dans les mêmes conditions, je demande la permission de donner quelques détails à ce sujet.

Les 10, 11 et 12 avril 1880, l'Algérie fut traversée par un cyclone rapide, mais peu étendu, qui y amena des vents, des orages, et enfin des pluies abondantes. Le 13, elle entra dans la sphère d'action d'un nouveau cyclone qui s'avançait de l'Atlantique sur l'Espagne; située dans le demi-cercle dangereux, elle eut à subir un sirocco assez violent dans presque toutes ses provinces; ce ne fut que le 14 au matin que, le sirocco soufflant toujours en Algérie, Cannes commença à ressentir un fort vent de Sud-est, très chaud et sec, avec un ciel couvert d'un nuage gris blanc qui le cachait tout entier et se tenait à une élévation de plus de 3,000 mètres, puisque les hauts sommets des Alpes maritimes n'étaient pas cachés. Le 15, le centre de la dépression se trouvant en Espagne, le vent soufflait violemment du Sud-ouest en Algérie, du Sud-est à Cannes avec les mêmes caractères que la veille. Le 16, le centre était sur les Baléares, le vent d'Ouest très fort avec pluie abondante en Algérie, le vent d'Est violent en Provence avec une pluie de $9^{mm},3$ à Cannes. Mais le vent, qui soufflait de l'Ouest à Alger, venait du Sud à Tunis, Palerme et Naples, et de l'Est à Cannes et Toulon.

Le 17, le centre était sur les îles Lipari, le vent devenait moins fort en Algérie, moindre aussi à Cannes où il pleuvait encore. Le 18, le centre était remonté vers Venise, la dépression se comblait ; elle n'intéressait plus l'Algérie, et le mistral soufflait à Toulon et Saint-Tropez ; mais l'Esterel l'empêcha de souffler à Cannes où le beau temps reparut.

On voit que les pluies d'Ouest et d'Est sont rarement froides, puisqu'elles viennent de régions chaudes. Cependant, si les pluies d'Est sont dues à une faible dépression du golfe de Gênes qui nous jette les vapeurs du golfe même après qu'elles se sont refroidies sur le Piémont et les Alpes, nous souffrirons en même temps du froid et de la pluie ; ou bien si ce sont les vents de Sud-ouest qui nous apportent les nuages venant des monts neigeux de la Corse, nous pourrons en souffrir encore. Mais ces cas sont rares ; le plus souvent nos pluies importantes sont amenées par de grands courants d'air venant de plus loin, et toujours de régions chaudes.

En dehors de ces deux périodes pluvieuses de novembre et de mars, les pluies à Cannes sont rares, ne durent que quelques heures. Les périodes de sécheresse sont quelquefois si longues que la moindre apparence de pluie est saluée par tout le monde avec bonheur. J'ai vu de telles périodes sèches durer près de deux mois.

Nous avons très rarement, pendant la saison, des pluies d'orage ; cependant on en voit quelquefois en mars et avril ; il est assez fréquent d'observer le soir des éclairs dans les masses nuageuses qui séjournent sur les Alpes maritimes et les montagnes de la Corse. Mais il est rare que, pendant la saison hivernale, nous entendions le tonnerre plus de quatre ou cinq fois. En été, il en est autrement.

La neige fait apparition à Cannes une fois tous les deux ou trois ans ; elle ne persiste jamais plus de quelques heures. Il n'y a pas à s'en occuper.

Le brouillard est encore plus rare ; voilà cinq saisons que je passe dans le Midi, je l'ai vu deux fois. Il ne fut ni intense ni de longue durée. Cependant il était curieux de voir tous les habitants du pays sortir et regarder ce phénomène extraordinaire avec autant de stupéfaction qu'on ferait à Paris d'une aurore boréale.

L'état hygrométrique de l'air est plus considérable qu'on ne le supposerait d'après la sécheresse apparente de l'atmosphère. M. de Valcourt l'estime en moyenne à 60 à 70 pour 100. C'est la chaleur de l'atmosphère qui empêche la vapeur d'eau atmosphérique de se condenser en brouillard. Mais il faut dire aussi que les jours où le vent n'emporte pas cette vapeur, elle se condense au coucher du soleil et tombe assez abondamment pour humecter le sol. Je l'ai déjà dit, et je le répète parce que c'est le point le plus important de l'hygiène dans le Midi : c'est alors le moment dangereux de la journée. Comme l'écrit le docteur Buttura, en Italie, en Espagne, en Afrique, avant le dernier rayon du soleil, le manteau enveloppe et recouvre complètement l'indigène. Il faut de même à Cannes se garantir par tous les moyens de cette tombée d'humidité froide. Elle atteint non seulement le promeneur à pied ou en voiture, mais elle pénètre dans les appartements. Il faut que les fenêtres soient fermées et le feu allumé au moment du coucher du soleil.

CHAPITRE VI.

MANIÈRE DE VIVRE A CANNES.

L'existence que l'on mène à Cannes est la vie de famille; c'est la seule qui soit possible d'après la manière dont se développe cette station. En effet, une des caractéristiques de Cannes est la grande quantité de villas, c'est-à-dire de maisons de campagne plus ou moins grandes, isolées l'une de l'autre par leurs propres jardins ou par les portions de terrain cultivé par les paysans. Une pareille disposition convient admirablement aux familles qui viennent passer l'hiver dans le Midi pour leur agrément ou pour la santé d'un de leurs membres; chacune d'elles est tranquille chez elle et vit comme elle l'entend. D'autre part, l'étroitesse de la ville réelle conserve à cette station son caractère de campagne.

Quand on est installé dans une villa à Cannes, on n'est pas un étranger dans une station quelconque; on est chez soi, à la campagne.

Je serais heureux que ce caractère fût bien compris, car en aucune autre station d'hiver on ne trouvera autant de facilité à réaliser ces conditions.

Je n'insisterai pas sur la manière dont sont bâties et meublées les villas à Cannes. Il y en a pour tous les goûts, dans toutes les situations et de tous les prix. Je remarquerai seulement que celles qui sont le plus récemment bâties sont meublées souvent avec un luxe réel et que le confortable ne laisse rien à désirer.

Il y a à Cannes un grand nombre d'hôtels, soit dans la campagne, soit dans la ville. Leur réputation est tellement bien faite, que je n'ai pas besoin d'insister sur leur confort ni sur l'élégance qu'on y trouve souvent.

Il y a dans la ville même un petit nombre d'appartements meublés, qui conviennent aux familles dont le personnel est trop peu nombreux pour une villa ; mais la plupart de ces logements sont privés des avantages d'un jardin ou de la campagne.

Les distractions qu'on trouve à Cannes sont celles qu'on est accoutumé à rencontrer lorsqu'on vit à la campagne, et non pas celles d'une station thermale à la mode. Nous allons cependant avoir un théâtre, ce qui manquait encore. Ce n'est pas que nous fussions assez arriérés pour ne pas reconnaître l'utilité d'un tel établissement, mais la vie de famille ne lui permet pas un grand succès : casino et théâtre ont déjà existé, mais ils ne vécurent pas longtemps ; les malades ne pouvant sortir le soir et presque chaque famille renfermant un malade, on restait chez soi et les artistes finissaient par jouer devant les banquettes. D'un autre côté, pour satisfaire la clientèle de Cannes, qui se compose de la classe la plus élevée de la société, il aurait fallu des artistes de premier ordre, ce qui n'est pas possible en hiver, à une telle distance de Paris.

Ce pays a eu le grand avantage d'avoir été élu comme séjour d'hiver par un grand nombre de familles des plus considérables de France et d'Angleterre, qui y sont devenues propriétaires des plus belles villas et forment un centre d'attraction des plus puissants. L'affabilité, la politesse aimable de ces grandes familles, qui se font un devoir de rendre agréable aux étrangers le séjour de leur pays d'adoption, suppléent à ce qui peut faire défaut sous le rapport des amusements. Il ne faudrait pas croire, cependant, que nous soyions déshérités de toute distraction mondaine : cercle admirablement disposé, bals, concerts, bibliothèques libéralement ouvertes, etc., tout cela contribue à rendre les journées et surtout les soirées plus courtes. Mais jamais à Canne les précautions hygiéniques ne cèdent le pas aux plaisirs.

La promenade à pied, à cheval, en voiture, est une des plus grandes distractions que le pays puisse offrir aux étrangers, et elle est si belle et si variée, qu'elle peut suffire à elle seule à faire passer les jours rapidement. La mer offre aussi des ressources précieuses; les deux îles de Lérins, à proximité du rivage, sont journellement le but de ravissantes excursions en bateau. Je ne cherche pas, dans ce travail, à renchérir sur les *Guides de l'étranger à Cannes*, dont le but est de faire connaître les merveilles de notre admirable pays; je m'y suis abstenu soigneusement de tout ce qui peut rappeler le *cicerone*, mais il me sera permis de dire qu'il est bien rare de trouver une pareille accumulation de beautés naturelles, et que ceux qui ont parcouru les environs de Cannes ne peuvent les comparer qu'aux plus beaux sites que peuvent offrir aux yeux de l'homme l'Italie, la Grèce et l'Orient.

CHAPITRE VII.

HYGIÈNE DES MALADES A CANNES.

Une personne qui doit passer l'hiver dans le Midi pour raison de santé doit y arriver dans les premiers jours de novembre. Il ne faut pas qu'elle y vienne seule, ni, autant que cela est possible, qu'elle y reste seule. Un malade ne doit pas faire lui-même les recherches que nécessite le choix d'une habitation. Malgré les indications des médecins et le zèle des agents de location, ces recherches durent quelquefois plusieurs jours ; il ne faut pas qu'un malade se fatigue à les faire. Si une personne de la famille n'est pas venue auparavant faire choix d'une villa, on doit descendre à l'hôtel.

La première chose à faire ensuite est de consulter un médecin sur le choix du logement. Ce devrait être une règle absolue, et, malheureusement, c'est l'exception ; le médecin peut seul, après examen sérieux, dire quelle situation convient : s'il faut se placer au bord de la mer ou s'en écarter, rechercher un endroit abrité ou un lieu exposé à l'ardeur du soleil, faire choix d'un terrain sec et rocheux ou se rapprocher d'une partie moins aride. Une fois installé, on doit mener pendant trois semaines la vie la plus calme et la plus réglée ; il faut à peu près ce temps pour s'acclimater. En effet, il ne faudrait pas croire qu'un changement de climat aussi considérable puisse s'effectuer sans une certaine secousse pour l'organisme, et il faut un certain temps pour que l'on s'accoutume à ce soleil, cet air plus vif que celui des villes du Nord, cette chaleur tempérée qu'il semble si doux de trouver ici. Mais cette atmosphère, ce beau soleil, cette mer d'un bleu si doux, tout cela excite les nouveaux venus et donne parfaitement bien la fièvre à ceux qui en jouissent sans retenue; or, toute personne délicate doit fuir avec soin les occasions de fièvre.

Les nouveaux débarqués à Cannes, s'ils ne prennent pas les précautions nécessaires d'éviter le grand soleil, le séjour au bord de la mer et le refroidissement du soir, s'enrhument inévitablement; mais ce rhume ne dégénère jamais en maladie sérieuse. D'autre part, ils sont pour la plupart pris d'un grand appétit, qu'ils satisfont avec d'autant plus de plaisir qu'ils pensent que cela est bon pour eux; ils sont alors bientôt atteints d'un embarras gastrique, qui peut affecter une forme en apparence très grave.

Ces embarras gastriques causés par une alimentation trop abondante sont très fréquents dans le Midi. Ils s'accompagnent de phénomènes quelquefois bizarres, et qui peuvent dérouter le médecin qui les observe pour la première fois. La fièvre ouvre souvent la scène avec une intensité considérable; j'ai vu des enfants surtout être pris subitement d'une fièvre des plus violentes, avec véritable délire actif et même des convulsions. Chose étrange! les vomissements sont plus que rares, mais la constipation est la règle. La tête est douloureuse, il y a des vertiges, des bourdonnements d'oreille, des douleurs névralgiques, principalement sous-occipitales, et des douleurs musculaires très pénibles. Si on adresse quelques questions sur l'état antérieur de l'estomac et des intestins, on apprend que le malade a eu autant d'appétit que d'ordinaire, que les digestions étaient bonnes, souvent même l'appétit était augmenté ; mais presque toujours il y a eu un peu de constipation. On fait disparaître en quelques heures tous ces phénomènes par des évacuants, et on est étonné de la prodigieuse quantité de bile que rendent de tels malades.

Du reste, il est extrêmement important d'insister auprès des malades sur ce fait, que le climat excite singulièrement la sécrétion biliaire et qu'il faut que cette bile soit évacuée. Dès la première année de mon séjour dans le Midi, je fus tout étonné de cette abondance de la sécrétion biliaire, dont je souffrais. J'étais alors à Hyères, et j'en parlai au Dr Chassinat qui, ainsi que le Dr Vérignon, m'avait accueilli avec une amitié que je n'oublierai jamais. Cet excellent médecin me dit alors : « Souvenez-vous que vous êtes dans un pays chaud, et tout le monde sait que dans les pays chauds on fait trop de bile, et, si on la résorbe, on est empoisonné par elle. Il faut manger modérément et recourir très fréquemment aux purgatifs. Si nous n'avions pas les purgatifs salins, nous ne pourrions pas ici soigner nos phthisiques. » Soigner les phthisiques par une méthode évacuante paraîtra un contre-sens à bien des médecins du Nord, et cependant dans le Midi nous ne devons jamais oublier qu'un très grand nombre des accidents qui frappent les tuberculeux disparaissent après une évacuation bilieuse provoquée ou spontanée.

Ceux qui arrivent à Cannes, aussi bien les personnes bien portantes que les valétudinaires, doivent savoir qu'il ne faut jamais laisser la constipation s'établir, et qu'il faut manger modérément. S'ils examinent la manière de vivre des gens du pays, ils verront combien peu ils mangent ; on peut, en automne, voir sur le port des manœuvres déjeuner d'un morceau de pain et d'une grappe de raisin. Le Dr de Valcourt, dans un de ses ouvrages, insiste sur l'extrême sobriété des habitants du Cannet qui, malgré une nourriture qui serait insuffisante pour le moindre des paysans du Centre ou du Nord, sont vigoureusement constitués et se livrent à des travaux incessants et pénibles. Sans doute on ne pourrait se contenter en Provence d'une assiette de macaroni, comme les Napolitains, d'une écuelle de riz bouilli, comme les Indous, mais il ne faut pas manger ici autant qu'à Paris ou en Angleterre. Voilà pourquoi nous ne pouvons pas toujours exécuter les prescriptions des médecins qui nous adressent leurs malades, avec la recommandation d'insister sur une nourriture fortifiante, les viandes peu cuites, les jus, les gelées; tout cela réussit dans quelques cas, surtout dans les mois froids; mais quand arrive le milieu de février, les malades mis à ce régime ont la fièvre, des congestions, des embarras gastriques et bilieux, qui leur font perdre en quelques jours le bénéfice de leur saison.

Il ne faut pas, dans le Midi, chercher à relever le malade par des moyens violents; en voulant tonifier outre mesure, on provoque une excitation fâcheuse, et, quand la fièvre s'allume, le médecin a bien de la peine à la faire disparaître. Pourquoi la plupart des médecins de Cannes, principalement ceux dont les connaissances scientifiques sont doublées d'une longue expérience, s'efforcent-ils de détourner du bord de la mer, d'abriter du vent ceux de leurs malades qui ne sont pas scrofuleux ou lymphatiques? C'est que la chaleur exagérée du boulevard de la Croisette, l'ardeur du soleil, l'air marin, le vent, excitent et ne tonifient pas, donnent la fièvre et non des forces à toute l'immense classe de malades qui ont besoin d'éviter les accidents congestifs, une circulation trop rapide, qui doivent marcher pas à pas dans la voie du rétablissement de leur sante. sous peine de voir une rechute funeste succéder à une amélioration trop prompte et brillante pour être solide.

Nous voyons donc qu'il est nécessaire, pendant le séjour dans le Midi, de ne pas manger trop abondamment et de ne pas rechercher les conditions excitantes du climat ; à plus forte raison doit-on tenir cette ligne de conduite lorsqu'on y débarque. Voilà pourquoi j'aime à voir arriver les malades au commencement de novembre ; comme une période pluvieuse règne toujours pendant une certaine partie de ce mois, ils sont bien alors forcés de rester chez eux, et de ne pas commettre d'imprudence.

Un phénomène fréquent pendant l'acclimatement, et même après, est la lassitude singulière qu'éprouvent beaucoup de personnes ; les bras, les jambes semblent de coton ; les forces paraissent avoir disparu. Cependant, lorsqu'on a quelque effort à faire on reconnaît bien que cette faiblesse n'est qu'apparente. Le Dr Bennett, de Menton, a attiré l'attention sur ce fait, et le considère comme de bon augure ; il est l'indice de la disparition de la fièvre et de l'amélioration de l'organisme. Je suis tout à fait disposé à reconnaître la justesse de cette manière de voir, cette faiblesse apparente, que j'ai parfaitement ressentie moi-même, ne survenant jamais chez les fébricitants, et s'accompagnant d'un bon état de santé.

Une fois la période d'acclimatement passée, et elle dure en général trois semaines, on peut donner un peu plus de liberté aux malades, leur permettre des sorties plus fréquentes ou prolongées. Cependant ils doivent observer les préceptes suivants : ne pas sortir avant que le soleil n'ait échauffé l'atmosphère, c'est-à-dire dix heures du matin au plus tôt, dans les mois froids, rentrer avant trois heures et demie ; ne se promener sur le bord de la mer que les jours où le vent est nul et le ciel couvert.

L'exercice est indispensable aux malades. Le Dr Daremberg a écrit qu'il était inutile d'envoyer dans le Midi les malades qui ne peuvent se livrer à un exercice modéré, car en restant dans leurs appartements ils s'étiolent et ne trouvent même pas le calme. Ceci est assez exact, pourtant à Cannes moins qu'ailleurs, car un malade n'a que quelques pas à faire pour aller de sa chambre dans le jardin de sa villa, avec les vêtements et l'appareil qui lui conviennent, sans avoir à redouter les regards et les observations d'autrui , tandis que dans des stations où on habite des hôtels et des maisons meublées on n'est pas libre L'exercice est le meilleur des toniques. Tout valétudinaire qui, au bout du temps de son acclimatement, peut supporter la promenade à pied ou à cheval dans la campagne, est sûr de retirer de sa saison un large bénéfice. J'ai vu un de mes malades, envoyé dans le Midi pour une pleurésie sèche et un début de tuberculose au sommet du poumon droit, augmenter en poids de 1 kilogramme par semaine pendant trois mois ; il courait tout le jour dans les collines et son traitement consistait en laitage et en arsenic.

C'est en suivant ces préceptes que les malades passeront les deux mois de décembre et janvier qui sont ordinairement les plus beaux de la saison et les plus favorables à la santé. Le mois suivant réclame des précautions plus grandes dans la seconde quinzaine; le soleil darde quelquefois des rayons brûlants, le mistral souffle de temps en temps, et on doit prendre garde aux refroidissements et aux coups de soleil sur les épaules, qui provoquent des congestions pulmonaires. De là, des rhumes, des bronchites, des pleurésies, des hémoptysies. Quelquefois ces accidents se compliquent d'état bilieux, et on a alors des grippes de formes variables.

Il y a quelques années, et maintenant encore le même préjugé existe, le corps médical de Paris pensait que le climat de Cannes favorisait singulièrement les hémoptysies. Je dois donner à ce sujet quelques explications. Dans le principe la station s'est développée dans la zone maritime. Les villas et hôtels se sont élevés sur la route de Fréjus et le long du golfe de Cannes. Les malades étaient donc continuellement sous l'influence fâcheuse de la mer. De plus, la seule promenade agréable et de plein-pied était le boulevard de la Croisette, conquis pour ainsi dire sur la mer; quand les malades se promenaient, c'était sur le bord même de l'eau. Ces conditions d'excitation continuelle et exagérée suffisaient bien pour expliquer les hémoptysies qu'on observait alors. Depuis que les vallées, la campagne se sont couvertes d'habitations, ces accidents ont disparu chez les malades qui ont eu la sagesse de suivre les prescriptions des médecins. Mais tous n'ont pas cette sagesse.

Le mois de mars est le mauvais mois de la saison, troublé par des variations de température, des pluies, des coups de vent; comme c'est aussi le moment où les jours beaucoup plus longs sont quelquefois très doux et chauds, les malades trompés par ces apparences entreprennent des promenades, des excursions trop longues, sont saisis par un rapide changement de temps, et sont atteints de complications parfois sérieuses. Si c'est le mois dangereux, c'est en grande partie parce que c'est le mois des imprudences, et je pose en principe que les personnes qui ne se départissent pas des précautions indiquées restent à l'abri des accidents qui frappent les autres.

Le mois d'avril est un mois de transition ; il est rarement le même deux années de suite, par conséquent son caractère est la variabilité. Il est très souvent chaud dans la seconde quinzaine, assez même pour empêcher de sortir entre onze et deux heures ; cette chaleur réellement estivale peut amener des embarras gastriques, des flux bilieux, des accès de fièvre éphémère. Aussi, c'est le mois des départs. Pour déterminer l'époque fixe des retours, il faut se régler plus encore sur la température du pays où on doit se rendre que sur celle du Midi même, et choisir un moment où il fait chaud dans le Nord sans s'inquiéter de celui qu'il fait ici. Il est quelquefois bon de faire une étape dans ce retour, et le pays où on peut séjourner quelques semaines avant de retourner définitivement dans une contrée un peu froide serait, à mon avis, Montreux et ses environs immédiats sur la rive septentrionale du lac de Genève.

Il y a des malades qui doivent, les années froides, passer ici une partie du mois de mai ; mais ce mois est ordinairement trop chaud pour que le séjour soit utile à la plupart des valétudinaires pendant toute sa durée.

CHAPITRE VIII.

MALADES QUI PEUVENT ÊTRE ENVOYÉS A CANNES.

Sans entrer dans aucune considération générale, j'aborderai immédiatement et séparément l'énumération des maladies qui peuvent se bien trouver d'un séjour d'hiver dans ce pays.

Scrofule. — Les manifestations diverses de la scrofule guérissent très souvent, s'améliorent toujours à Cannes. Cela est dû au voisinage de la mer et à la vivacité du climat. Par conséquent, tout ce que j'ai dit dans ce travail sur les dangers de l'air salin, de l'excitation due à l'atmosphère, etc., devient inexact quand il s'agit de malades scrofuleux. Quand même ceux-ci sont en pleine période aiguë, avec fièvre, accidents actifs, l'amélioration est des plus rapides au bout de très peu de temps. C'est ainsi qu'on voit de pauvres enfants coxalgiques ou atteints d'autres lésions osseuses ou articulaires, criblés de fistules, souffrant d'eschares, tombés dans l'état cachectique le plus avancé, sortir assez facilement de cet état grave, et reprendre assez de force pour pouvoir se lever et même marcher, si la localisation de leurs lésions le permet. Je ne dis pas qu'ils guérissent complètement en une seule saison; pas le moins du monde; mais au bout de quelques mois toute crainte pour leur vie a disparu. Ce bénéfice remarquable s'observe surtout chez les malades qui ne sont pas bourrés de médicaments et dont l'estomac fonctionne, parce que le médecin a la sagesse de ne pas l'abîmer avec des drogues.

En dehors des cas de scrofule grave, beaucoup de personnes en présentent seulement des manifestations légères auxquelles on donne assez facilement le nom de lymphatisme. Le climat de Cannes, qui réussit si bien dans les maladies scrofuleuses accentuées, réussit tout autant dans les cas de lymphatisme.

Les scrofuleux et les lymphatiques doivent habiter la zone maritime; il sont beaucoup moins exposés que les autres malades aux accidents congestifs et aux troubles de la digestion dont j'ai parlé dans le chapitre précédent. Ayant donc moins à souffrir de certaines propriétés de notre climat, retirant des autres de grands avantages, ils constituent réellement une des classes de malades qui retirent d'un séjour à Cannes les plus grands avantages.

Développement difficile, débilité de l'organisme. — Beaucoup d'enfants, sans être scrofuleux, ont de la peine à se dévolopper, principalement dans l'habitat malsain des grandes villes. Beaucoup de jeunes gens des deux sexes souffrent de troubles variés dans leur santé, au moment de la puberté. Quelques-uns sont épuisés par un excès de travail. Chacun sait combien ces états maladifs, souvent mal définis, sont dangereux lorsqu'ils se prolongent; s'ils ne sont pas les précurseurs d'une maladie destructive, comme la tuberculose, ils sont bien souvent le début d'un arrêt de développement, qui empêche l'individu d'acquérir la plénitude de ses forces, et ne lui permet de procréer que des descendants rabougris. Pour ceux-là, le séjour d'hiver à Cannes est excellent, pourvu qu'il se prolonge plusieurs années, et que les exercices du corps, principalement la promenade, soient considérés comme l'affaire la plus importante. Mais ici le médecin se heurte à des objections considérables de la part de parents, qui ne veulent pas admettre que leur enfant soit en danger, avant qu'une maladie formelle se soit déclarée. On fait le plus souvent passer en avant la nécessité du perfectionnement de l'éducation et la préparation d'une carrière, et ces études, exécutées en France, dans les conditions les moins hygiéniques, ne conduisent que trop souvent à une décrépitude prématurée, quand ce n'est pas à la mort. Je me rappellerai toujours une conversation qui eut lieu entre mon père et l'oncle d'un jeune homme qui avait eu, à 17 ans, quelques accidents de tuberculose. Mon père avait prescrit le séjour dans le Midi pendant de longues années et plusieurs sai sons aux Eaux-Bonnes. « Ainsi, Monsieur, disait l'oncle mécontent, vous l'empêchez de terminer ses études ? — Parfaitement, Monsieur, pour ce qui est des études de cabinet ; mais votre neveu pourra faire en plein air de l'histoire naturelle tant qu'il voudra. — Mais, Monsieur, sa carrière ? — Mais, Monsieur, sa vie ? — Enfin, avec votre système, que deviendra-t-il à 25 ans ? — Avec mon système, il aura bien des chances de vivre à 25 ans ; mais s'il continue à se préparer une carrière à Paris, comme vous semblez le désirer, vous pouvez être sûr qu'il sera mort bien avant cet âge, et que vous n'aurez plus alors à vous préoccuper de sa carrière. » L'avis de mon père fut suivi à la lettre, chose rare, et ce jeune homme guérit et vient même de se marier.

Les malades de cette catégorie peuvent habiter la région maritime, pourvu qu'ils ne portent pas de tubercules dans leurs poumons ; il doivent être dehors le plus souvent possible, agir, se livrer à la marche, à l'équitation. Ils peuvent manger plus que les autres, en raison de l'exercice qu'ils prennent.

Anémies. — Il y a des anémies très diverses, suivant les causes qui les produisent, et les anémiques se trouvent plus ou moins bien d'un séjour à Cannes, suivant la cause de l'altération du sang.

Nous ne voyons guère ici l'anémie vraie que chez les femmes atteintes de ménorrhagies, car les autres hémorrhagies sont rarement observées en dehors du traumatisme. C'est pour moi un fait remarquable que la rapidité avec laquelle les pertes de sang sont réparées, presque uniquement sous l'influence du climat.

L'état de quelques vieillards qui présentent les phénomènes connus sous le nom d'anémie du cerveau s'améliore souvent avec tellement de rapidité, que j'ai craint quelquefois que le but ne fût dépassé et qu'il ne survînt des accidents congestifs. Dans ces cas, le grand soleil et le bord de la mer doivent être évités avec beaucoup de soin.

L'anémie due à une existence antihygiénique, celle des jeunes gens, etc., s'améliore assez rapidement.

L'anémie chlorotique des jeunes filles résiste davantage, en raison des troubles nerveux, quelquefois hystériques, qui l'accompagnent. De plus, il est plus difficile de faire accepter aux jeunes filles le traitement, ou plutôt l'hygiène qui les guérirait. D'abord, leur état nerveux interdit la zone maritime; d'autre part, la marche, la vie au grand air, le mouvement nécessaire aux bonnes digestions ne leur plaisent pas. On fera facilement parcourir nos collines, à pied ou à cheval, à un jeune homme; mais à une jeune fille? Il y a à ces exercices des obstacles de tous genres que la plupart des mères françaises ont trop de tendance à admettre. Enfin, les époques menstruelles amènent périodiquement une cause d'affaiblissement. Il en résulte que les jeunes filles chlorotiques guérissent un peu moins vite que les jeunes gens anémiques.

Quant aux anémies cachectiques, elles sont améliorées, mais leur histoire est trop dépendante de la maladie cachectique elle-même pour en parler séparément.

Maladies de l'appareil utérin. — J'ai toujours été très frappé de l'amélioration considérable et très rapide exercée par le climat de Cannes sur les maladies de l'utérus et des ovaires. Avant tout, je pense que ce sont les désordres de la menstruation qui disparaissent avec le plus de rapidité. Cela s'explique facilement, si on considère combien ces irrégularités sont en rapport avec l'abondance et la qualité du sang. Les ménorrhagies sont dues bien souvent à l'hydrémie, et on comprend que l'hydrémie s'améliorant rapidement dans un climat tempéré et légèrement excitant, les hémorrhagies diminuent également. L'aménorrhée, la dysménorrhée, qu'on doit si souvent rapporter à une anémie, guérissent en même temps que celle-ci. Quant aux hémorrhagies causées par des tumeurs autres que le cancer, ou bien elles diminuent de fréquence ou d'importance, ou bien elles se réparent rapidement. On voit donc que toutes les maladies utérines qui s'accompagnent de pertes de sang ou de désordres dans les époques menstruelles trouvent, sous le climat de Cannes, fréquemment une guérison complète, toujours une amélioration considérable, ce qui m'a frappé singulièrement. J'ai entre les mains des observations très remarquables de faits de ce genre que je ne relate pas ici, vu le caractère mixte de ce travail.

Les autres maladies et lésions de l'utérus : les inflammations chroniques, les déviations, les déplacements, etc., ne semblent pas être influencées par le climat d'une manière aussi singulière que celles dont j'ai parlé plus haut. Cependant les femmes qui en souffrent évitent ici de tomber dans la faiblesse qui n'est que trop fréquemment la suite de pareils accidents dans les pays froids où, pendant l'hiver, la réclusion dans un appartement est souvent une règle absolue.

J'attire d'autant plus vivement l'attention sur l'action éminemment bienfaisante de notre climat sur les maladies utérines que je la considère comme très sûre, et que la plupart des médecins qui m'ont précédé dans l'étude du climat de Cannes n'en parlent pas.

Convalescences des maladies aiguës. — Il faut se garder d'envoyer dans le Midi une personne encore assez peu guérie d'une maladie aiguë quelconque pour avoir de la fièvre ; mais bien des convalescences lentes et pénibles sont abrégées dans les pays tempérés. Surtout s'il s'agit de convalescences de maladies de poitrine aiguës, à une époque de l'année où le temps ne peut être, dans le Nord, ni sec ni chaud, il ne faut pas hésiter à les diriger vers nos côtes. Après une période de peu de jours consacrés à se remettre du trouble occasionné par le voyage, l'amélioration se montre rapidement et se poursuit sans peine jusqu'à une guérison certaine.

Il est cependant une maladie aiguë qui guérit ici parfaitement bien : c'est la fièvre intermittente. Tous les ans nous recevons à Cannes plusieurs personnes qui, voyageant en Italie, ont été saisies par la malaria ; même si elles arrivent en état grave, elles sont rapidement débarrassées de leurs accès, moyennant un traitement bien dirigé et un habitat dans un endroit sec. J'ai soigné un enfant de 12 ans, fils d'un Hollandais qui avait, depuis de longues années, vécu dans le centre de Java avec toute sa famille. On revenait en Europe pour soustraire l'enfant à une atteinte excessivement violente d'intoxication paludéenne. Quand je vis le pauvre petit pour la première fois, je fus stupéfait de trouver un être à peine vivant, incapable de mouvoir un seul de ses membres, couvert d'abcès (il en avait déjà eu plus de 50), ne pouvant articuler un seul mot, mais encore capable d'avaler, quoique avec bien de la peine, ce qu'on lui mettait dans la bouche. On aura peine à croire que six semaines après je le jugeai assez fort pour supporter le voyage jusqu'en Hollande, où il arriva en deux étapes sans accident.

Maladies chroniques de la poitrine. — Une bonne partie des personnes qui viennent habiter l'hiver les stations de la Provence sont atteintes de maladies chroniques de la poitrine. Les unes présentent de simples catarrhes bronchiques et se trouvent parfaitement bien des qualités toniques et un peu excitantes de la zone maritime. D'autres, les asthmatiques, ont besoin de vivre au contraire le plus près possible du Cannet; pour obtenir de bons résultats d'un séjour d'hiver à Cannes, un asthmatique doit s'astreindre à ne jamais mettre le pied près de la mer, ni même dans la ville, et s'entourer des plus minutieuses précautions; c'est-à-dire qu'il ne faut envoyer ici que les asthmatiques soumis et décidés à vivre de la vie la plus réglée; ceux qui veulent continuer l'existence ordinaire feront tout aussi bien de ne pas venir dans notre pays. Il est une classe de ces malades pour lesquels Cannes est au contraire un excellent séjour d'hiver : ce sont ceux qui ont fait une ou plusieurs cures au Mont-Dore. Depuis plusieurs années, exerçant l'été dans cette station, je vois combien ces eaux minérales ont une action puissante dans tous les cas d'asthme ; ceux de mes malades qui passent l'hiver dans un pays tempéré, même dans une station peu abritée, n'ont, pour ainsi dire, aucun accès, et j'en vois à Cannes qui, depuis leur première saison, n'ont souffert d'aucune rechute.

Les malades atteints d'emphysème, de pleurésie chronique sèche, de pleurésie purulente opérée, de laryngite chronique, passeront à Cannes leur hiver sans rechute sérieuse, s'ils veulent bien s'astreindre aux précautions ordinaires et surtout se garantir du mistral. Heureusement le mistral est rare.

Les tuberculeux viennent en grand nombre à Cannes, en moins grand nombre cependant qu'autrefois; cela provient surtout de la fréquence des hémoptysies qu'on observait lorsque notre station n'existait guère que sur le bord de la mer. Je vais essayer de donner des notions exactes sur les indications et contre-indications que comporte le pays vis-à-vis de ces malades.

La granulie aiguë ne doit pas être envoyée ici ; du reste, comme elle amène la mort en quelques semaines, il est difficile d'avoir le temps de faire faire le voyage aux malades qui en sont atteints.

La phthisie galopante qui se termine fatalement en quelques mois, marche encore plus vite dans le Midi ; par conséquent, envoyer de tels phthisiques à Cannes, s'est s'exposer à avancer leur mort.

Il n'y a donc que la phthisie chronique qui puisse s'améliorer dans notre station et quelquefois y guérir. Mais encore il faut considérer dans quelles conditions.

Un phthisique arrivé à la troisième période cachectique, pourvu que la fièvre soit modérée et qu'il puisse digérer encore, pourra vivre plus longtemps que dans le Nord, mais la guérison réelle, la cicatrisation des cavernes ne s'observera que dans des cas tellement rares qu'il ne faut pas y compter. Mon ami le Dr Serrailler me citait un de ses clients qui promène une caverne sur les routes de Cannes depuis plusieurs années ; c'est là un fait dont il existe réellement plusieurs exemples, mais il ne faut pas croire qu'il soient fréquents.

Un tuberculeux qui en est arrivé à la période de ramollissement de ses tubercules peut très bien voir s'arrêter là la marche ordinairement envahissante de la lésion, pourvu toujours que la fièvre soit modérée; pourvu aussi que le malade soit prudent et soumis. Les précautions à prendre sont minutieuses; la zone maritime doit être rigoureusement proscrite ; la tête et les épaules doivent être protégées avec le plus grand soin des rayons du soleil par des coiffures spéciales, des parasols, tandis qu'on doit au contraire y exposer les jambes, le reste du corps. Il faut manger solidement, tout en évitant la moindre surcharge stomacale. Il faut vivre à l'air, tout en fuyant les changements de température, les courants d'air, le vent. Il faut faire de l'exercice et ne jamais se fatiguer; il faut vivre dans une villa, avoir son jardin, grand ou petit, et dans la position la plus abritée, souvent la plus chaude. Il faut, en un mot, employer des précautions excessives, vivre continuellement suivant le temps, et parer immédiatement aux accidents qui peuvent se présenter. Si un tuberculeux de ce genre se soumet à ces exigences, il peut être à peu près sûr de ne pas avoir de crises aiguës dans le cours de l'hiver, par conséquent il s'améliorera, quelquefois d'une manière très accentuée. Dans le cas où la maladie serait plus forte que les soins donnés, elle sera au moins si retardée dans sa marche que le malade vivra plusieurs années de plus que dans le Nord.

D'autres malades arrivent à Cannes au début de leurs accidents ; ceux-là sont sûrs de s'y bien porter, moyennant les précautions ordinaires. Il faut qu'ils jouissent du climat complètement, qu'ils vivent en plein air, qu'ils s'accoutument à supporter le vent, à faire des courses dans la campagne, sur les collines ; beaucoup doivent prendre des bains froids le matin, même dormir la fenêtre entr'ouverte. C'est là la méthode anglaise, et elle a du bon. Chez la plupart des tuberculeux qui ne sont pas fils de tuberculeux, le tubercule n'est dû qu'à un épuisement de l'organisme, à une insuffisance d'énergie organique ; il faut y suppléer par une existence plus active, plus hygiénique, remédier à la faiblesse de la respiration pulmonaire par la respiration cutanée, à l'amoindrissement du champ respiratoire par l'absorption d'un air plus pur, à l'atonie des phénomènes intimes de la nutrition par une excitation modérée, mais réparatrice des actes vitaux. C'est en se tenant dans un juste milieu entre une excitation trop énergique, qui amène trop souvent la fièvre, et un laisser-aller fâcheux, qui ne permet pas une réparation suffisante, que de tels malades échapperont au développement de leurs tubercules.

Il ne faut cependant pas poser des règles de conduite trop absolues ; il faut que chaque malade suive une règle particulière, que le médecin ait égard aux idiosyncrasies de chacun, qu'il n'oublie pas qu'il doit, non pas s'efforcer de guérir une maladie, mais diriger un malade dans sa maladie. Il ne faut pas s'acharner à vouloir faire disparaître des produits morbides qu'on a l'air de croire survenus sans trop de raison chez une personne quelconque; il faut aider des organismes appauvris à surmonter la faiblesse qu'amène chez eux l'évolution d'un état morbide spécial, à les faire vivre plus longtemps que ne peut durer leur maladie. Par conséquent il faut étudier chaque malade, reconnaître quelles ressources lui restent, quelles lui font défaut, remédier à la perte de celles-ci, augmenter celles-là, éviter surtout les causes de fièvre et gagner du temps.

On voit à Cannes guérir beaucoup de tuberculeux à cette période ; si certains ne guérissent pas, au moins ils continuent à vivre sans aggravation des lésions pulmonaires; un petit nombre ne retirent aucun bien de leur séjour et, parmi eux, les insoumis, les imprudents. Cependant, je dois dire que la plupart de ceux qui guérissent sont ceux qui ajoutent à l'action bienfaisante d'un séjour dans le Midi celle, plus puissante encore, à mon sens, des eaux minérales, surtout du Mont-Dore et des Eaux-Bonnes.

Il existe toute une classe de personnes pour lesquelles le séjour d'hiver dans une station hivernale tonique devrait être la règle ; ce sont les enfants de parents morts phthisiques. Certes, tous les descendants d'un tuberculeux ne deviennent pas nécessairement tuberculeux, mais tout le monde sait combien ils sont menacés de le devenir. Il suffit souvent d'une bronchite insignifiante pour développer chez eux le germe qu'ils tiennent de leurs parents. Pourquoi ne pas vivre, quand on le peut, dans un climat où les occasions de bronchites, de fluxions de poitrine sont si rares ? Bien des personnes doivent la vie à l'observance de cette précaution, et malheureusement bien plus ont succombé dans leur jeunesse pour n'avoir pas tenu compte de cette prédisposition morbide. Il faut prévoir le mal ; quand il est présent, quand la maladie a commencé son évolution, quand le tubercule a paru dans un des poumons, tous les médecins savent combien alors il est long et difficile d'en enrayer la marche. Il vaut bien mieux empêcher une maladie de naître que d'avoir à la combattre.

Rhumatisme, goutte. — Une personne sujette au rhumatisme articulaire aigu a bien plus de chances ici de ne pas avoir de nouvelles attaques que dans le Nord ; cependant, les douleurs articulaires et musculaires vagues sont fréquentes. On ne voit que très rarement un rhumatisme articulaire aigu, on voit quelquefois un rhumatisme subaigu.

Quant au rhumatisme chronique, noueux, avec ankyloses plus ou moins avancées, je l'ai toujours vu très favorablement influencé par le séjour à Cannes, dans un point abrité et en dehors de l'influence maritime. Il n'y a pas à proprement parler d'amélioration dans les lésions, mais les douleurs disparaissent pour la plus grande partie.

Les personnes sujettes à la goutte auront ici des accès moins violents et moins longs, mais ne doivent pas s'attendre à les voir disparaître, si elles ne suivent pas un régime spécial très strict et ne s'adressent pas de temps en temps pendant l'été à une eau minérale appropriée.

Une classe d'arthritiques qui voient les accidents dont ils souffrent s'exaspérer ici, ce sont les rhumatisants larvés, nerveux, à dyspepsies, migraines, hémorrhoïdes ; s'ils ne passent pas leur temps à faire un exercice très soutenu, et s'ils ne mangent pas très peu, ils seront continuellement en proie à quelque malaise, quelque trouble pénible et douloureux.

Maladies du cœur. — Le climat de Cannes fait ou beaucoup de bien ou beaucoup de mal aux personnes qui souffrent des accidents qu'amène une lésion cardiaque. En effet, si ces personnes sont sages, elles se logeront dans les points les plus abrités du vent, quand même cet abri devrait nuire un peu à la température en empêchant le soleil de frapper continuellement leur villa. Elles devront vivre là comme un lézard sur un mur, sans remuer beaucoup, sans faire de promenades longues, sans entrer dans la ville. En agissant ainsi elles se porteront bien. Malheureusement, je ne connais pas de malades aussi insoumis que ceux qui sont atteints d'une maladie du cœur ; ils ne peuvent jamais rester en place ; il leur faut toujours du mouvement, et leurs escapades leur attirent toujours des accidents fâcheux. Aussi la plupart se trouvent mal d'habiter Cannes, non pas par la faute du climat, mais par leur propre faute.

Maladies du système nerveux.— Il ne faut jamais adresser ici une personne exposée aux congestions cérébrales, aux hémorrhagies, aux ramollissements. Les ataxiques, au contraire, s'y trouvent fort bien ; ils ont quelques crises de douleurs aux jours de grand vent, mais la maladie est bien plus lente que dans le Nord. Les malades paraplégiques par suite d'une myélite quelconque se trouvent également très bien de passer ici l'hiver. Quant aux maladies convulsives, j'ai rarement vu les hystériques se porter bien à Cannes, mais j'ai singulièrement amélioré une dame épileptique. Quelques personnes viennent ici pour des névralgies tenaces ; si ces névralgies sont rhumatismales ou sous la dépendance de l'anémie, elles seront améliorées, sinon elles seront aggravées. J'ai vu cependant guérir cette année même très rapidement un petit garçon qui n'était ni anémique, ni rhumatisant, mais qui souffrait de névralgies de la tête très intenses et continuelles dues au développement simultané d'un grand nombre de dents de la seconde dentition.

En résumé, les personnes atteintes de maladies du système nerveux qu'on peut envoyer à Cannes sont en petit nombre ; mais on devrait bien nous adresser plus d'ataxiques qu'on ne le fait. Nulle part ils ne vivront plus agréablement qu'ici l'hiver et ne souffriront moins. J'en dirai de même de la paralysie infantile.

Il est d'autres maladies pour lesquelles le séjour à Cannes pendant l'hiver est encore indiqué ; mais pour les passer toutes en revue, il faudrait donner à cet ouvrage plus d'extension que je ne le désire.

CHAPITRE IX.

COMPARAISON DE LA STATION DE CANNES AVEC LES AUTRES STATIONS HIVERNALES FRANÇAISES.

Je ne comparerai la station où j'exerce en hiver qu'avec les autres localités tempérées où on envoie d'ordinaire les malades passer la saison froide. Je laisserai de côté les stations étrangères, soit froides comme Davos, soit chaudes comme Madère.

Deux localités fréquentées l'hiver sont, en France, plus froides que Cannes : c'est la ville de Pau et la station d'Amélie-les-Bains.

Pau est une ville assez importante, de vingt mille habitants environ, située sur les bords du Gave de Pau, à douze lieues des Pyrénées, à peu de distance du golfe de Gascogne. La température moyenne est, en hiver, 5°,8, au printemps 11°,5, en été 18°,6, en automne 13°,1. Les températures correspondantes à Paris sont 3°,3 — 10°,4 — 18°,1 — 11°,2. On voit donc que la température à Pau n'est qu'un peu plus élevée que celle de Paris. La pluie est fréquente, l'humidité assez considérable, la neige se montre de temps en temps, la gelée sévit en moyenne 24 nuits par hiver. Le climat de Pau n'est donc pas chaud ; mais la pluie dure peu, le soleil chasse rapidement les nuages, le sol est assez sablonneux pour se sécher rapidement ; l'air est pur, le ciel beau et le vent très modéré. Ce dernier caractère, qu'on met toujours en avant, est une particularité de la ville même, car je sais très positivement que le vent est au contraire violent sur les coteaux qui sont autour de Pau. C'est donc une station qui convient plus aux Anglais qu'aux Français, car la différence de température semble moins marquée à ces derniers qu'aux premiers, qui habitent un climat plus froid et plus humide.

Pau est plutôt calmant que tonique, convient aux malades fébricitants et nerveux qui n'ont pas besoin d'une température élevée ; les hystériques, les malades atteints d'autres névroses, certains phthisiques à tempérament nerveux, ou fatigués par la fièvre, craignant la chaleur, s'y trouvent bien. Il ne faut pas y adresser les scrofuleux, ni les anémiques, ni les rhumatisants.

Si les oliviers eux-mêmes ne peuvent pousser à Pau, ils poussent à Amélie-les-Bains ; mais l'oranger, le dattier, etc., qui poussent partout sur nos côtes, ne peuvent vivre dans cette dernière station, par conséquent plus froide que celles de la Provence, quoique située plus au Sud. Amélie se trouve dans le département des Pyrénées-Orientales, dans une vallée des Pyrénées. Le village malheureusement est exposé au Nord ; la vallée n'est pas protégée des vents de Nord-ouest ni d'Est. La neige tombe assez souvent, mais ne dure pas ; la saison d'hiver est généralement belle, mais celle de printemps est troublée par des vents trop violents et des pluies abondantes. Les températures moyennes des saisons sont les suivantes : hiver, 7°,96 ; printemps, 14°,9 ; été, 23°,2 ; automne, 15°,96. Amélie est en somme une station dont le climat est tonique, sans être excitant, un peu froid en hiver, mais trop irrégulier et dangereux au printemps. Mon excellent maître le docteur N. Gueneau de Mussy enjoint aux malades qu'il envoie à Amélie de quitter ce pays au mois de février pour aller à Pau. Amélie convient aux malades nerveux et affaiblis que le climat de Pau ne fortifierait pas, que les stations provençales pourraient exciter. Certains rhumatisants, atteints de maladies du cœur, s'en trouvent bien ; certains tuberculeux hémoptoïques également.

Les deux localités précédentes sont plus froides que Cannes ; celles dont je vais parler maintenant ont une température égale à la nôtre.

Hyères, à quelques lieues au Nord-est de Toulon, est une petite ville construite toute en longueur à la base d'une colline rocheuse et escarpée faisant face au Midi ; la colline fait partie d'une petite chaîne très pittoresque qui limite au Nord la vallée d'Hyères, dont la largeur n'est que d'un kilomètre. De l'autre côté de la vallée, une série de collines forme un écran qui cache la rade de Toulon. J'ai passé un hiver à Hyères, je connais donc assez bien la station, et je puis donner sur elle des renseignements exacts en pleine connaissance de cause.

Les maisons sont admirablement situées pour recueillir toute la chaleur du soleil ; le rocher noir qui les domine par derrière absorbe une très grande quantité de calorique à cause de sa couleur, devient rapidement très chaud et donne une partie de cette chaleur à tout ce qui en est à proximité. La ville est bâtie à une vingtaine de mètres au-dessus de la vallée, de sorte que l'humidité des terrains bas, très bien cultivés et irrigués, ne remonte pas jusqu'à elle. La mer est éloignée de plusieurs kilomètres, de sorte que son influence excitante ne se fait pas sentir. L'air n'est donc pas si sec, si âpre qu'à Cannes, Nice ou Menton. La végétation est bien plus belle qu'autour de ces autres stations ; les palmiers atteignent une élévation et un port inconnus jusqu'à Bordighera. Les promenades sont multipliées et charmantes, plus faciles et plus pittoresques qu'à Cannes et Menton. Le vent du Nord ne peut toucher la ville, le vent d'Est si fréquent sur les côtes provençales souffle rarement, et jamais il n'est violent dans la ville même, tandis qu'il l'est quelquefois aux îles ou sur la rade, à trois ou quatre lieues. L'atmosphère est donc quelquefois très calme, et réellement j'ai vu assez souvent les fumées des feux allumés dans les champs monter perpendiculairement à une hauteur excessive, soit dans les terres, soit même au bord de la mer. Le régime des brises du rivage n'atteint donc pas cette petite ville.

Tels sont les avantages d'Hyères ; malheureusement, s'ils sont considérables, les inconvénients le sont aussi. En première ligne, je placerai la fréquence et la force du mistral, à partir de février. Ce vent souffle dans la direction même de la vallée ; il l'enfile dans toute sa longueur, sans qu'aucun obstacle puisse l'arrêter ou le dévier, et il souffle quelquefois cinq, sept jours de suite, et même les nuits. Je pense qu'en février et mars ce terrible vent règne un jour sur trois au moins, en amenant une poussière et une sécheresse considérables. J'avoue que je ne puis croire qu'un malade puisse sans inconvénients rester dans un climat pareil. Autant je trouve cette station favorable jusqu'au moment où le mistral commence à souffler, autant je la trouve dangereuse à partir de cette époque. Ce ne sont pas les hémoptysies qui sont à craindre, mais les pleurésies, pneumonies, bronchites aiguës, nouvelles éruptions tuberculeuses.

C'est donc au mistral que la station d'Hyères doit d'être peu en faveur. Deux autres causes s'ajoutent à celle-là. La vallée est très froide, humide par conséquent ; au moment du coucher du soleil la tombée de la rosée est très importante, et le refroidissement de l'atmosphère plus marqué qu'à Cannes. On doit donc prendre à Hyères encore plus de précautions que chez nous. D'autre part, l'ennui est profond dans cette petite ville ; on ne peut guère se loger que dans des hôtels ou dans des appartements meublés ; les villas sont en nombre excessivement restreint. On ne fait rien pour attirer les étrangers, et surtout pour les distraire. Les paysans les ont en horreur, et les petits bourgeois ne les aiment pas ; les uns et les autres prétendent que leur présence augmente les impôts et ne rapporte rien au pays. J'ai vu les paysans injurier les promeneurs, exciter leurs chiens contre eux, et même leur jeter des pierres. Cela tient à ce que le sol, parfaitement cultivé, rapporte assez pour que les propriétaires ne tiennent pas à bâtir sur leurs champs. Par conséquent, les malades et les touristes ne sont pas attirés vers un pays où ils sont mal reçus par la partie la moins éclairée, mais la plus nombreuse de la population, et toute l'affabilité et la bonne grâce de la classe supérieure, que je ne puis assez louer, pour ma part, n'arrivent pas à compenser la rudesse de l'accueil des autres.

Je n'ai pas encore parlé de la température d'Hyères ; c'est qu'il est excessivement difficile de la donner exacte, les observations manquant ou différant sensiblement. Je prends dans le livre de M. de Valcourt (Climatologie des stations hivernales du midi de la France) les chiffres suivants, dus à un calcul basé sur des observations malheureusement faites dans des conditions différentes, par des auteurs différents : hiver, 8°,5, printemps, 15°, été, 23°,4, automne, 15°,5 ; année entière, 15°,6. On voit que ces chiffres sont inférieurs à ceux de Cannes. Eh bien, lorsque j'étais à Hyères, l'observateur le plus consciencieux de cette station, dont les recherches malheureusement inédites ont été faites pendant vingt ans, M. Denis, ancien député, m'affirmait que ses calculs donnaient à Hyères une supériorité de 1 degré sur Nice, d'un 1/2 degré sur Cannes et Menton. Que faut-il croire?

Je pense que ces divergences tiennent justement au mistral. Quand il souffle, les thermomètres qui y sont un peu exposés s'abaissent, tandis que dans les observatoires absolument abrités, comme celui de Denis, ils n'indiquent pas une température aussi basse. Comme à Hyères il n'y a que de très rares points de la ville où cet abri complet puisse se rencontrer, il n'y a pas à s'étonner si des thermomètres placés dans des situations différentes donnent des résultats différents.

J'ai interrogé des personnes connaissant bien Hyères et Cannes; elles se sont presque toujours accordées sur ce point qu'à Hyères il faisait, en hiver, plus chaud qu'à Cannes. C'est aussi mon sentiment; je pense que les personnes résidant à Hyères ont plus chaud que les habitants de Cannes, quand il ne fait pas de vent; mais quand le vent souffle, il fait réellement plus froid à Hyères. Or, comme le vent, à partir de février, souffle presque sans interruption, on n'a pas chaud dans cette saison. Du reste, quand on parle d'Hyères, il faut faire une énorme différence entre la ville et la vallée; la ville est chaude, mais la vallée, à 300 mètres de la ville, est froide. Il y a donc dans le territoire des différences de température beaucoup plus considérables que dans le territoire de Cannes.

J'ai vu trois fois la neige tomber à Hyères dans un seul hiver, mais elle n'est restée sur le sol que quelques heures. La gelée est très fréquente dans la vallée, très rare dans la ville.

Je dois ajouter que sur le versant Sud des collines opposées à Hyères se trouvent des vallons admirablement situés, abrités du mistral, de tout vent, sauf celui du Sud, chauffés par le soleil toute la journée, plantés de pins magnifiques. Ces situations sont des plus belles et des plus chaudes qu'on puisse rencontrer sur nos côtes; il n'y manque qu'une chose : ce sont des habitations; à part trois ou quatre villas, il n'y a sur cette côte aucune maison.

D'après ce que je viens de dire sur Hyères, on voit que cette station tonique, peu excitante, convient aux malades qui craindraient l'air de la mer. Les enfants un peu faibles, nerveux, dont la poitrine n'est pas menacée, s'y trouvent bien ; les tuberculeux nerveux également, jusqu'en février. On peut y adresser les personnes atteintes de maladies du cœur, les rhumatisants, les goutteux, mais pas les scrofuleux ni les asthmatiques. Avant tout, on ne doit jamais envoyer à Hyères une personne aimant le mouvement et la distraction ; au bout de quinze jours elle aura fui une station où l'existence est aussi calme et monotone.

Nice est une station hivernale fréquentée depuis l'époque de la domination romaine. Elle est donc parfaitement connue et appréciée, aussi n'en dirai-je que peu de mots.

Nice est une grande ville; elle en a les inconvénients et les avantages, c'est-à-dire qu'on y peut trouver toutes les distractions propres aux grandes villes, mais qu'on ne trouvera qu'en dehors de Nice même la campagne véritable. De plus, c'est une ville de plaisir, c'est le rendez-vous de tous ceux qui en France et à l'étranger veulent passer l'hiver en s'amusant et sans avoir froid. Enfin le voisinage immédiat des jeux de Monte-Carlo attire encore un bon nombre de personnes dont la grande affaire est le *trente-et-quarante*. Tout cela fait que, à côté de la meilleure société, s'en trouve une autre interlope et aventurière, qu'il n'est pas possible d'éviter complètement, car elle est nombreuse et envahissante. Le mouvement très accentué qui caractérise la vie à Nice est mauvais pour beaucoup de malades.

La température à Nice est un peu moins élevée que dans les stations voisines; la différence est, en moyenne, d'un 1/2 degré. Mais le territoire de Nice est assez vaste pour que cette appréciation ne soit juste que pour la ville même. Les positions abritées des environs sont aussi chaudes que les similaires de Cannes.

Le vent est fort à Nice, quelquefois violent; certains auteurs, même Niçois, en ont fait des tableaux peu flattés ; ce qui est plus à craindre encore que leur force c'est leur inconstance ; leur direction change plusieurs fois par jour, et ces variations sont très subites; de plus, il y a dans Nice même une cause de vent et de refroidissement très importante : c'est la rivière qui traverse la ville. Le Paillon n'est le plus souvent qu'un ruisseau sans force et même sans eau, mais quelquefois, comme tous les torrents, il roule des masses d'eau considérables. Son lit, maintenu par des quais, est large, et les ponts qui le traversent ont au moins trois arches. La vallée du Paillon descend directement des hauts sommets des Alpes vers la ville. Il résulte de cette disposition que l'air froid de la montagne tombe sur Nice par la vallée et le lit du Paillon, par l'effet de l'échauffement même de l'air de la côte, rendu moins dense par l'action du soleil; ce courant d'air prend quelquefois les allures d'un coup de vent pernicieux pour les valétudinaires. Le mistral souffle aussi quelquefois à Nice.

Le climat est fort excitant; ces variations de température, ces vents forts, ce mouvement d'une ville agitée le rendent très âpre et fébrile. Bon pour les scrofuleux très affaiblis, quelques vieillards, des chlorotiques et anémiques atoniques sans réaction nerveuse, il n'est pas toujours favorable aux autres malades.

Si la ville même de Nice n'est pas une excellente station médicale, on ne peut en dire autant des environs. On trouve à une distance plus ou moins éloignée du centre quelques points parfaitement abrités, entre autres la colline de Cimiès. C'était, du reste, à Cimiès que les poitrinaires romains allaient s'établir ; là, les malades peuvent jouir de la campagne et des avantages d'une situation abritée.

Menton est la plus orientale des stations françaises, étant située à un kilomètre de la frontière italienne. Je vais essayer de faire un parallèle exact entre cette ville et Cannes, ce qui n'est pas facile, car les observations des auteurs qui ont parlé du climat de Menton ne s'accordent pas, ce que je chercherai à expliquer. On me permettra d'entrer dans quelques détails.

Menton, comme Cannes, a pour noyau une vieille ville construite sur un rocher qui fait saillie dans le fond d'un golfe, mais le golfe est petit, comparé à celui de la Napoule. A l'Est du rocher se trouve un quartier qui ne se compose pour ainsi dire que d'un quai construit au bord de la mer, et des maisons et hôtels construits sur ce quai, entre la mer et des ondulations de terrain de suite assez escarpées, qui se rattachent aux montagnes qui dominent Menton. Au Nord de la vieille ville, sur des coteaux, s'élève un nouveau quartier ; à l'Ouest, un quartier assez considérable s'étend sur une plaine inclinée ; il est traversé par le lit de deux ou trois torrents.

Il résulte de cette disposition qu'un des quartiers de Menton est très abrité, c'est celui de l'Est ; les autres le sont moins. C'est ce quartier de l'Est qui s'est bâti le premier sous l'impulsion du Dr Bennett. Il a une protection double ou triple dans les coteaux voisins, les hautes montagnes qui le dominent, la chaîne centrale des Alpes maritimes à plusieurs lieues derrière. Il résulte de dispositions toutes spéciales que les vents, sauf ceux de mer, l'atteignent très peu ; mais ce quartier est très limité. Celui qui est élevé sur les coteaux est exposé à tous les vents de Sud et d'Ouest, mais est bien protégé du Nord et assez bien de l'Est. Quant au quartier Ouest, il est sans abri de l'Ouest et du Sud, car le cap Martin est trop bas pour être considéré comme un abri, et de plus il reçoit au Nord les vallées étroites que parcourent les torrents qui le traversent, ce qui l'expose au même désavantage que Nice, c'est-à-dire que des courants d'air froid descendent par ces vallées des hautes cimes des Alpes, suivent les lits des torrents et viennent refroidir l'atmosphère de la partie Ouest de Menton. J'ai ressenti moi-même ces courants d'air, surtout au moment du coucher du soleil, et je puis affirmer que ni à Cannes ni à Hyères je n'en ai jamais ressenti d'aussi froids. Donc, à Menton, on trouve un quartier très abrité, mais soumis à l'influence maritime au premier chef; les deux autres sont moins chauds, mais plus écartés de la mer.

Le sol à Menton est partout un calcaire blanc se pulvérisant facilement ; il en résulte une poussière considérable qui n'a d'analogue qu'à Nice, et un éclat de la lumière qui blesse les yeux ; mais cette blancheur éclatante augmente la chaleur rayonnante.

La température est difficile à fixer, si on s'en rapporte sans commentaires aux chiffres avancés par les observateurs. Ils sont tous différents. C'est que les uns ont habité le quartier abrité, les autres les quartiers exposés. Le

Dr Bennett donne une moyenne annuelle de 16°, celle de l'hiver de 10°, celle de l'été de 22°. Ces chiffres sont inférieurs pour l'été, supérieurs pour l'hiver à ceux de Cannes. C'est que l'observatoire du Dr Bennett est soustrait à toutes les causes de refroidissement l'hiver et de grande chaleur l'été. Si un observatoire à Cannes était placé sur le bord de la Croisette, il donnerait des chiffres semblables. Dans l'ouvrage d'Elisée Reclus sur les villes d'hiver de la Provence, on trouve les chiffres suivants : moyenne annuelle, 16°,1 ; de l'hiver, 9°,6, du printemps, 15°,3, de l'été, 23°,6, de l'automne, 16°,8. L'écart entre les limites extrêmes des moyennes est de 13°, tandis qu'à Cannes il est de 12°. Cependant le Dr Daremberg prétend que l'écart maximum est de 22° à Cannes et 21°,8 à Menton. Si nous nous en rapportons aux tableaux comparatifs publiés à la suite du livre du Dr de Valcourt sur les stations hivernales de la France, certains hivers la température à Menton est un peu inférieure à celle de Cannes.

Je suis entré dans ces détails pour réfuter une erreur commune, qui est que la température est sensiblement plus élevée à Menton qu'à Cannes. On voit que tandis que certaines observations donnent des températures égales ou inférieures, d'autres en fournissent de supérieures à la nôtre. Tout cela prouve que les températures des deux pays sont les mêmes à très peu près ; mais si on compare un point abrité de l'une à un point exposé de l'autre, on trouvera certainement des différences. Cependant ces différences s'accordent peu avec l'assertion avancée, à ma connaissance, par un médecin des hôpitaux de Paris, que la température de Menton dépassait celle de Cannes de 2°,5. C'est une erreur qu'aucun observateur n'a jamais émise.

Quand on quitte Cannes pour Menton, on ressent plus de chaleur dans cette dernière ville ; cela tient à l'absence du vent et à la chaleur rayonnante. Comme l'atmosphère est moins agitée, les personnes qui y séjournent perdent moins de calorique, ce qui est à considérer pour les malades. Il est vrai qu'alors les courants d'air du Nord paraissent d'autant plus froids et que les transitions sont assez brusques.

A Menton, le régime des brises de rivage est le même qu'à Cannes : brise de mer le jour, brise de terre la nuit; cette dernière ne se fait sentir que dans la partie Ouest de la ville, mais elle est froide. Les vents qui dépendent d'une dépression cyclonique sont à peu près les mêmes dans les deux stations; le système des vents d'Ouest est beaucoup plus rare, le mistral ne souffle pour ainsi dire pas. Les vents d'Est sont plus fréquents qu'à Cannes, mais on les sent peut-être moins, parce que les falaises les empêchent de frapper directement la ville. Ces vents sont quelquefois violents; j'ai ressenti un jour à Menton un coup de vent d'Est tel que je n'ai jamais vu le pareil à Cannes. On voit donc que le vent ne manque pas; cependant je dois dire que j'ai vu quelquefois à Menton, comme à Hyères, l'atmosphère tout à fait immobile.

Sous le rapport du vent comme sous celui de la chaleur, le quartier du bord de la mer est très favorisé.

Les jours de pluie sont aussi nombreux qu'à Cannes; les observateurs donnent l'un 80, l'autre 50 jours pluvieux. Ces différences sont par trop considérables.

La manière de vivre à Menton est des plus monotones et ennuyeuses. Tous ceux qui y ont vécu, même ceux qui ont ressenti de bons effets de leur séjour, ne tarissent pas sur l'ennui qui règne dans cette station. Cela vient de plusieurs causes, d'abord du petit nombre de villas ; on est logé soit dans des hôtels, soit dans des appartements meublés ; on n'est pas chez soi, et on n'a pas de jardin ; donc, on ne peut prendre l'air que sur les promenades publiques. Les quelques villas qui sont bâties en dehors de la ville sont dans les quartiers moins abrités et j'en connais qui sont sur des pentes tellement raides que les voitures n'y accèdent pas. Les promenades sont rares et les malades y abondent; beaucoup étant trop faibles pour marcher sont traînés dans de petites voitures ; cette lugubre réunion de malades dont beaucoup disparaissent les uns après les autres est pénible et attristante. Les promenades à la disposition de ceux qui peuvent marcher sont très fatigantes, car les montagnes qui entourent la ville sont de suite escarpées. Enfin, dans les hôtels, le nombre des décès atteint quelquefois un chiffre élevé, et chaque fois ce sont des scènes pénibles pour les malades qui survivent. Une famille qui est venue passer cette saison à Cannes me disait qu'il y avait eu sept décès dans l'hôtel qu'ils habitaient l'année précédente à Menton. Je citerai encore comme un des inconvénients de cette station le nombre prodigieux de Prussiens qui viennent s'y abattre et dont le contact est quelquefois bien désagréable. Il n'y a pas là une société d'élite propriétaire et qui puisse faire la loi, comme celle que nous possédons à Cannes et qui ne reçoit pas les Prussiens.

Il résulte de ce qui précède que ceux qui peuvent se plaire à Menton sont les personnes assez fortement trempées, assez raisonnables pour être inaccessibles à l'ennui et aux idées tristes.

Menton convient aux tuberculeux assez peu nerveux pour pouvoir demeurer au bord de la mer ; aux anémiques, chlorotiques et scrofuleux très nerveux; fébriles. Il ne faut pas y envoyer les malades qui ont surtout besoin d'être tonifiés, car ils s'ennuieraient sans pouvoir prendre un exercice suffisant.

En résumé, on peut y envoyer tous les malades qui peuvent ou doivent rester immobiles au bord de la mer, mais pas ceux qui doivent marcher ou dont l'organisme a besoin d'un stimulant un peu énergique.

Pour être complet sur les stations provençales, je dirai deux mots de quelques autres localités qui peuvent être considérées comme stations hivernales.

Monaco, entre Menton et Nice, est certainement le point le plus beau de toute cette côte si belle; entre le rocher de Monaco et celui de Monte-Carlo, on trouve un petit espace où s'est bâti le quartier de la Condamine; c'est une localité très chaude, très abritée, mais située sur le bord même de la mer. Le voisinage immédiat des salons de jeux de Monte-Carlo serait très mauvais pour les malades qui auraient besoin de repos. Aussi Monaco n'est-il guère considéré comme station de malades. Mais c'est une très bonne station de bains de mer.

Saint-Raphaël est un village situé entre Fréjus et Cannes, sur le bord de la mer, au point où s'élèvent les contre-forts occidentaux de l'Esterel; c'est une station naissante, mais on peut douter de son succès, le mistral soufflant sans cesse dans toute cette région, excepté en décembre et janvier. Des habitants de Fréjus m'ont dit que le mistral soufflait à Saint-Raphaël neuf mois de l'année. Je répète cette assertion sous toute réserve.

Grasse est une sous-préfecture à cinq lieues au Nord de Cannes; elle est adossée aux Alpes de Provence, en amphithéâtre sur une haute colline qui la protège des vents du Nord. Grasse est fort abritée, mais le voisinage de montagnes souvent neigeuses y entretient une température inférieure à celle de Cannes ; cependant le dattier y atteint une grande hauteur. Grasse serait une bonne station pour les névropathes, les dyspeptiques nerveux, peut-être quelques tuberculeux nerveux ou hémoptoïques. Mais rien n'est disposé dans cette ville pour y recevoir les étrangers.

Alger est une station française qui, depuis quelques années , s'est fait une réputation à laquelle l'éloignement et l'inconnu ont une certaine part. Je ne l'ai pas visitée, par conséquent je ne puis en parler que d'après les autres; mais j'ai soigné à Cannes des malades qui avaient passé plusieurs hivers à Alger, et je leur ai demandé sur cette ville des renseignements, ainsi qu'à des médecins qui y ont séjourné.

Tout d'abord, l'éloignement de cette station ne permet pas à tout le monde d'y aller.

Un des avantages de Cannes et de ses voisines, c'est qu'un père de famille peut venir y installer sa femme et ses enfants dans une villa et revenir chez lui, à Paris, par exemple, diriger ses affaires. Il sait chaque jour ce qui s'est passé la veille chez les siens; il peut, au moindre accident, monter en wagon, et vingt et une heures après il est auprès de ses enfants. Un malade, forcé de rester seul à Cannes, vient-il à être pris d'un accident qui nécessite la présence d'un parent, d'un ami, il faut au plus trente-six heures pour que la personne appelée soit auprès de lui. Mais pour aller à Alger c'est une autre affaire; les paquebots ne traversent pas la Méditerranée tous les jours

Donc, un malade envoyé à Alger doit se considérer comme

très éloigné du centre de ses affections, et par conséquent, partir avec tous les siens ou se résigner à leur absence. L'un et l'antre sont souvent très difficiles.

Ce n'est pas à Alger même qu'il faut s'établir, la ville est un fort mauvais séjour. Le vent y règne presque constamment et la température a des écarts trop forts. Mais sur les coteaux voisins se trouvent certaines positions plus abritées où les malades viennent se fixer, principalement à Mustapha supérieur.

Le climat d'Alger est chaud l'hiver, mais je suis embarrassé pour donner des moyennes, car les bulletins officiels ne les portent pas. Je reçois des documents fort détaillés, mais depuis trop peu de temps pour calculer des moyennes certaines. Cependant je dirai que, d'après les calculs incomplets que j'ai pu faire, la moyenne des minima en janvier, dans la ville, est 11°,2, ce qui est un chiffre de 7° supérieur à celui de Cannes. La moyenne des maxima pour le même mois est de 15°,8, et n'est supérieure à la nôtre que de 2 degrés. A Mustapha supérieur, la température de la nuit est plus basse que dans la ville.

On voit que les nuits à Alger sont bien plus chaudes que les nôtres, et les jours un peu plus chauds seulement. Du reste, des personnes ayant vécu à Mustapha m'ont dit que beaucoup de malades sortaient à pied dans les jardins à neuf heures du soir dans les mois froids; les médecins le défendent, mais la température est assez douce pour qu'on commette ces infractions à la règle avec plaisir.

Les pluies sont abondantes à Alger. Les renseignements officiels que j'ai entre les mains donnent une moyenne de 936 millimètres. Les mois les plus pluvieux sont de novembre à mars. Pendant la saison 1878-79 il est tombé de novembre à fin avr 527 millimètres; celle 1879-80 a encore été plus humide, tandis qu'à Cannes, cette année, il n'est tombé que 258 millimètres. Mais cette quantité est au-dessous de la normale. Cependant on s'accorde à reconnaître que le climat d'Alger n'est pas sec.

Les vents y sont bien souvent forts ; ils sont surtout variables, brusques, et amènent des changements de température trop accentués. Le refroidissement du coucher du soleil est très marqué comme dans tous les pays chauds. Parmi les vents qui soufflent à Alger, le sirocco est très redouté ; il amène souvent avec lui le sable fin du désert, est brûlant, très sec. Le sirocco est funeste pour les tuberculeux et amène des hémoptysies graves. En 1879 le sirocco a soufflé trente-quatre jours à Alger, dix-huit jours seulement à Mustapha supérieur, dont treize pendant la saison hivernale.

Alger présente donc un climat chaud, assez humide, exposé à des vents violents. La question de savoir à quels malades il convient est très controversée. Le Dr Daremberg, qui s'en est très mal trouvé, dit qu'il ne convient ni aux dyspeptiques, ni aux rhumatisants, ni aux tuberculeux torpides, ni aux tuberculeux éréthiques. Ce n'est certainement pas un climat tonique, par conséquent les stations provençales sont préférables pour les cas de scrofule, de chlorose, d'anémie, de convalescences de maladies aiguës ; c'est un climat calmant quand le vent ne souffle pas, mais il y a des saisons où il souffle beaucoup trop, par conséquent les tuberculeux nerveux peuvent en être affectés d'une manière funeste ; c'est un climat bien plus chaud que le nôtre, et je sais par ceux qui y ont vécu que l'estomac et le foie y fonctionnent mal par suite de la chaleur. Les tuberculeux dyspeptiques s'en trouvent très mal.

De plus, les phthisies fébriles y marchent encore plus vite que chez nous.

Je pense que les tuberculeux des régions chaudes de la France s'en trouveront mieux que ceux des départements du Centre et du Nord.

Paris. — Typ. PARENT, rue Monsieur-le-Prince, 29-31.

www.ingramcontent.com/pod-product-compliance
Ingram Content Group UK Ltd.
Pitfield, Milton Keynes, MK11 3LW, UK
UKHW021120260726
13994UKWH00002B/948